JN109678

糖尿病

患者と予備群が約2000万人

高血糖・ヘモグロビンA1c・合併症
糖尿病治療の名医が教える
最高の治し方大全

文響社

巻頭特別付録

糖尿病を改善に導く食事法

東京医科大学特任教授 小田原雅人（おだわらまさと）

◆食事を少し見直すだけ！

食後血糖値の上昇を抑える食べ方5法則

糖尿病の人は、食べすぎや早食いをすると食後の血糖値が急激に上昇します。これを防ぐには、インスリンの血糖処理能力を超えないように食事は腹八分に抑え、ゆっくりとよく噛（か）んで食べることが大切です。

食事の順番を変えるだけでも、血糖値の上昇が抑えられることがわかっています。最初に食物繊維の多い野菜や海藻を食べ、糖質の多いご飯は最後に食べます。すると、ご飯に含まれる糖質の吸収を、最初にとった食物繊維が抑えてくれるのです。

ほかにも、血糖値の上昇を抑える食べ方のコツがあります。ぜひ毎日の食事に取り入れてみてください。

法則❶ 野菜→汁物→魚・肉→ご飯の順に食べる

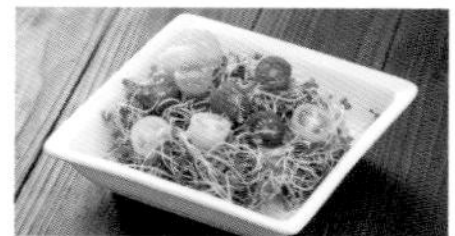

❶ 野菜などの副菜・サラダ

食事の最初に野菜や海藻をたっぷり食べて食物繊維を摂取する。

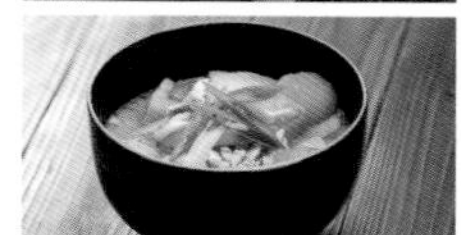

❷ 汁物

野菜や海藻がたっぷり入った具だくさんのみそ汁がおすすめ。

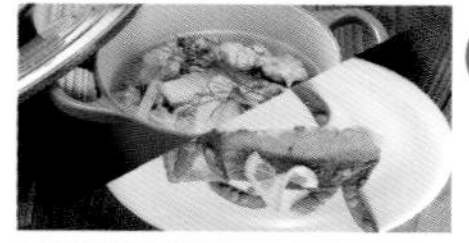

❸ 肉や魚などの主菜

肉や魚でたんぱく質を補い、筋肉量を減らさないようにする。

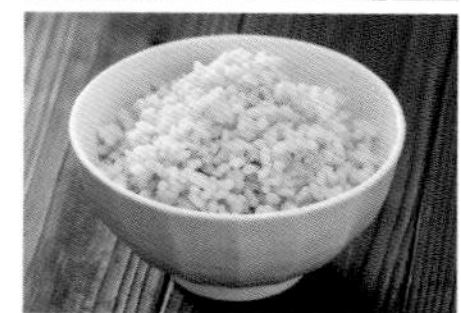

❹ ご飯

必ず最後！

最後にご飯を食べれば、最初にとった食物繊維が糖質の吸収を抑えてくれる。ご飯は残してもいい。

法則❷ 一汁二菜が基本！ よく噛んでゆっくり食べよう

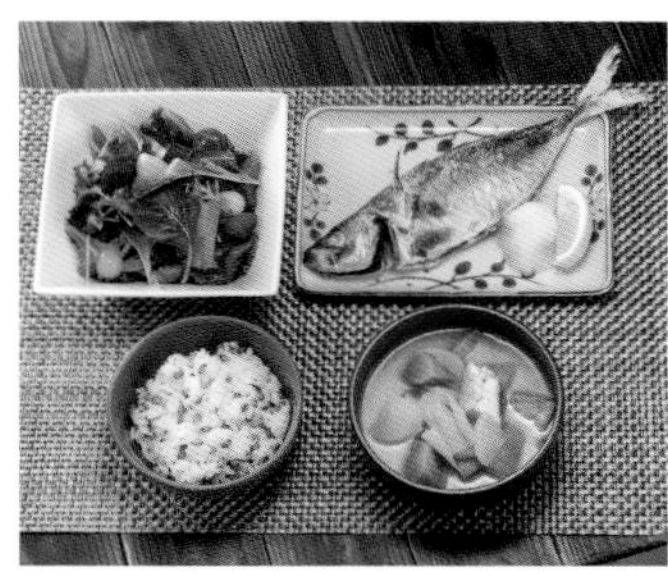

食事は一汁二菜または一汁三菜が基本で、糖質のほか、たんぱく質や脂質、ビタミン、ミネラル、食物繊維など幅広い栄養を摂取することが重要。糖尿病の人はインスリンの分泌が遅い傾向があるので、よく噛んで、ゆっくり食べよう。

エネルギー必要量以下に！（138㌻参照）

法則❸ ご飯は200㌘以下、白よりも茶色を選ぶといい

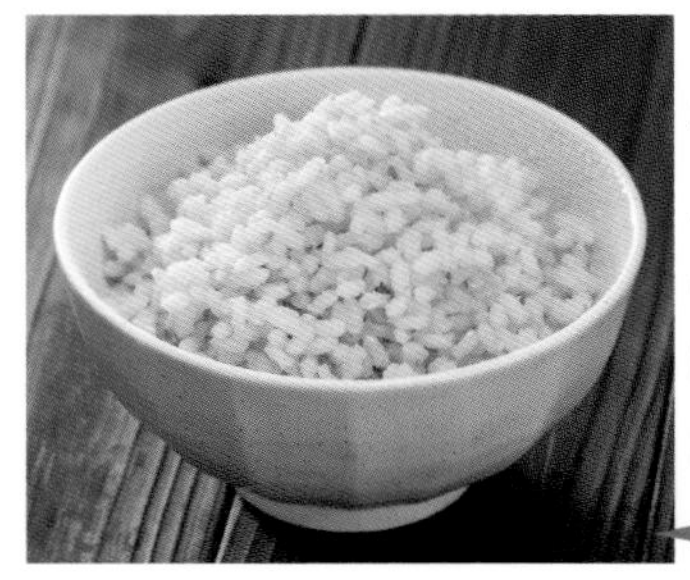

精白米や白いパンは糖質の塊。できれば五分つき米や玄米入りご飯、雑穀入りご飯、全粒粉パンなどがおすすめ。ご飯を口広で底の浅い茶碗に盛りつければ、200㌘以下のご飯でもボリューム感が出るので、見た目で満足しやすくなる。

食べきれなければご飯は残す！

法則❹ 野菜や海藻・キノコを多めに食べる

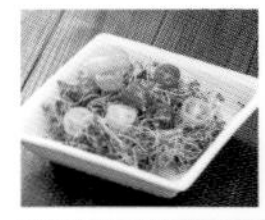

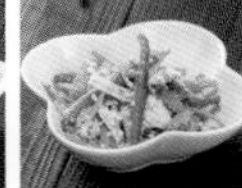

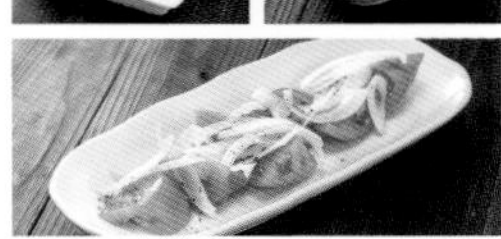

野菜や海藻、キノコ類には食物繊維が豊富。食事の最初に野菜サラダをたっぷり食べたり、海藻やキノコの多い具だくさんのみそ汁を飲んだりすると、糖質の吸収が抑えられるため、食後血糖値の上昇が緩やかになりやすい。

法則❺ 汁物は具だくさんに！ だしを取って減塩する

糖尿病の人は高血圧も合併しやすいため、減塩を心がけることが重要になる。汁物はだしを取って作れば、だしのうまみで味がしっかりするため、塩分が少なくても満足しやすい。減塩しょうゆや減塩みそなどを使って塩分を控えめにするのもおすすめ。

◆これなら簡単！

血糖コントロールに役立つ 朝 昼 夕 レシピ

食後の血糖値の上昇を緩やかにするためには、摂取カロリーを自分の推定エネルギー必要量よりも低めに抑えることが重要。なぜなら、インスリンは糖質だけでなく脂質などの代謝にも使われるため、食べすぎると摂取したカロリーを十分に消費できなくなってしまうからです。

ここでは、最初に朝・昼・夕の献立、続いて主菜、副菜、サラダ、汁物のレシピを紹介します。カロリー量や塩分量も表示したので、推定エネルギー量に合わせ、それぞれのメニューを自由に組み合わせて献立を考えるといいでしょう。

●朝・昼・夕のメニューの決め方

1 1日の「推定エネルギー必要量」を算出する

↓ 算出方法は138ページ参照

2 3食にほぼ均等に割り振る

↓ 朝３：昼４：夕３が理想的

3 3食のメニューを選ぶ

主菜１品、副菜１～２品、汁物１品を８～16ページの中から選ぶ

●３食の割り振り例

キロカロリー

1日の推定エネルギー必要量	朝食	昼食	夕食
1600キロカロリー	520	560	520
1500キロカロリー	480	520	500
1400キロカロリー	450	500	450

●おかずに回せるエネルギー量

例：1500キロカロリーの場合

夕食 500キロカロリー － ご飯 250キロカロリー ＝ 250キロカロリー

ご飯を減らせば

ご飯 200キロカロリー → 300キロカロリー

朝食
メニュー

ハムエッグ・納豆と雑穀入りご飯の朝定食

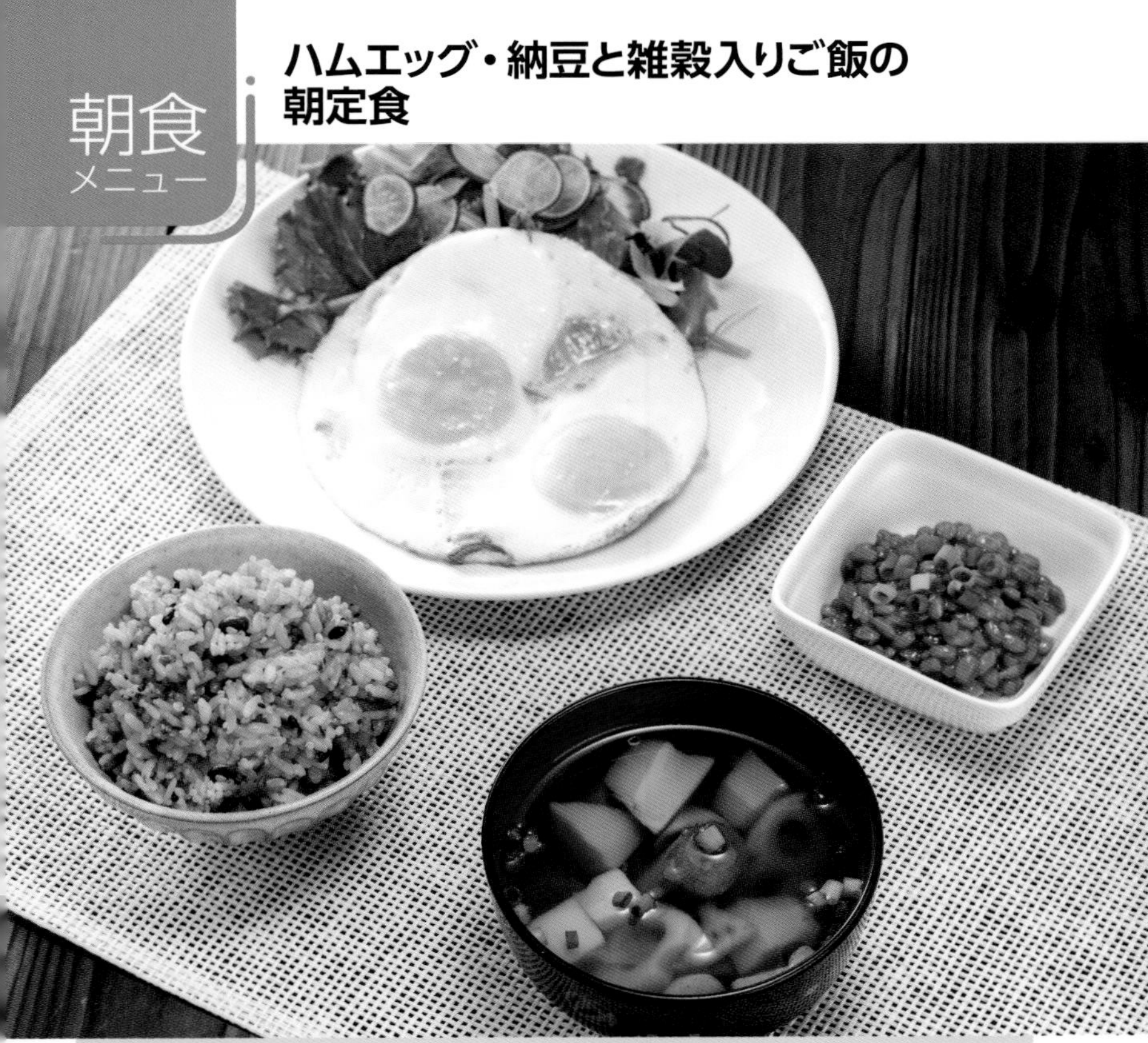

ハムエッグ

145キロカロリー(1人卵1個で計算) 塩分0.5グラム

▶材料（1人分）

ハム２枚／卵２個／サラダ油大さじ２分の1／彩り野菜適宜

⊙作り方

1. ハムは4つに切る。フライパンにサラダ油を敷いてハムを並べ、中火にかける。
2. 油が温まってきたら卵を割り入れ、ふたをして好みの固さに焼く。

納豆 100キロカロリー 0.6グラム

1パックの納豆に、小口切りにした万能ネギ適宜のせる。

雑穀入りご飯（150グラム）203キロカロリー

▶材料（1人分）

米1合／雑穀大さじ1／水215cc

⊙作り方

米は洗ってざるに上げて吸水させ、雑穀をまぜて普通に炊き上げる。

けんちん汁 112キロカロリー 塩分1.0グラム

▶材料（1人分）

昆布だし 2カップ／しょうゆ大1／みりん大1／ニンジン40グラム／タケノコ水煮40グラム／コンニャク40グラム／ゴボウ10センチ／レンコン30グラム／万能ネギ2分の1本

⊙作り方

1. 野菜は小さめの乱切りにする。コンニャクは短冊切りにして熱湯をかけて水けを切る。
2. 鍋にだし、具材を入れて中火にかけ、沸騰したら弱火にして火を通す。しょうゆ、みりんを入れ、塩で味を調える。
3. 椀に盛りつけ、万能ネギを添える。

料理制作／アプリールクッキングスタジオ主宰・飯嶋知晴

鶏ささみのからし和えと がんもの煮物の和風ランチ

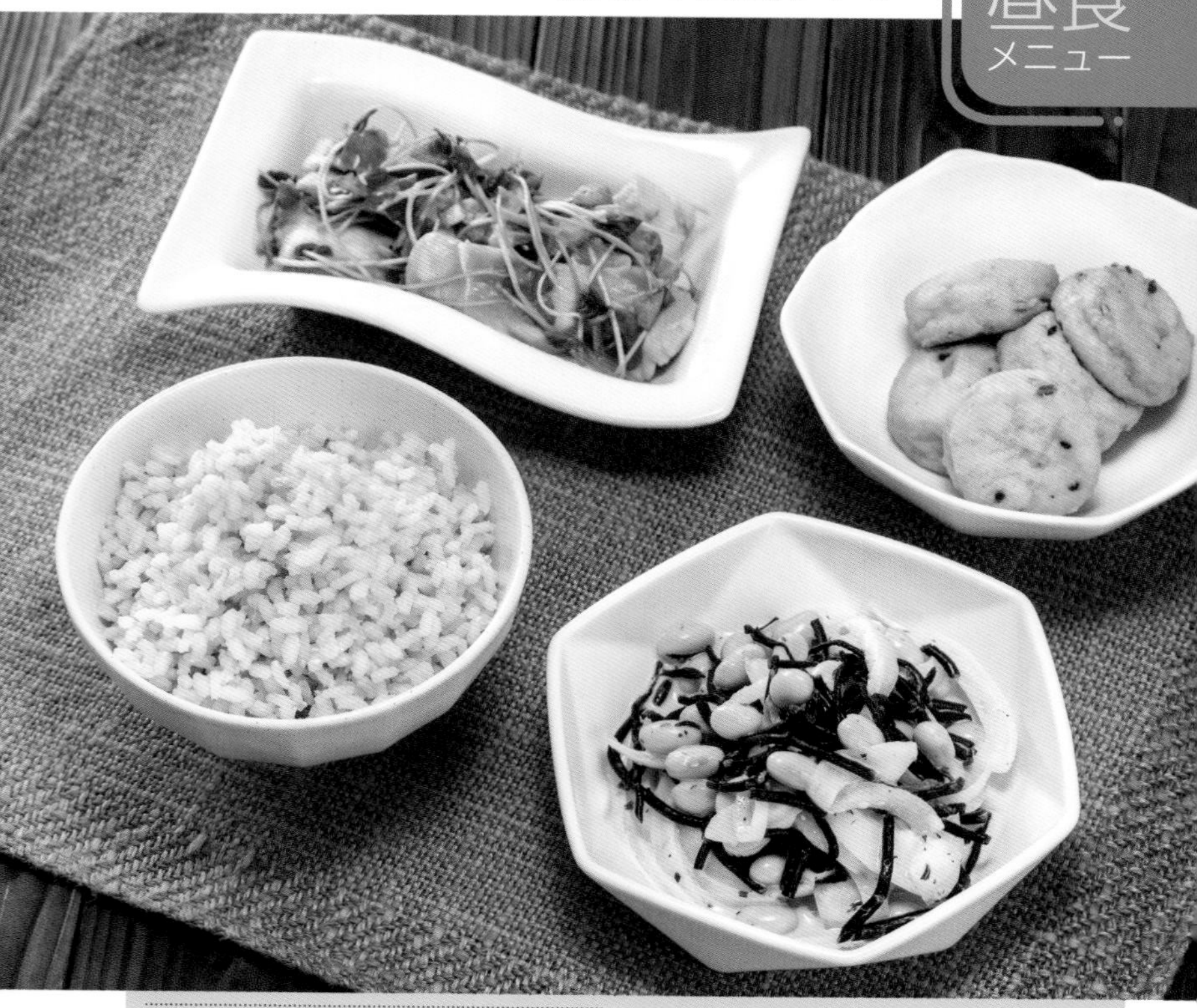

鶏ささみのからし和え 80キロカロリー 塩分1.3グラム

▶材料（1人分）

鶏ささみ2本／そばのスプラウト2分の1束／からし小さじ1／しょうゆ大さじ1

⊙作り方

1. 鶏ささみはグリルでサッとレアに焼き、斜めにスライスする。
2. スプラウトは根もとを切る。からしとしょうゆで和える。

がんもの煮物 136キロカロリー 塩分1.6グラム

▶材料（1人分）

がんも（小さいもの）200グラム／めんつゆ大さじ2／水100cc

⊙作り方

1. がんもはサッとゆで、ざるに上げる。
2. めんつゆ・水を鍋に入れて煮立て、がんもを入れて汁けがなくなるまで煮る。

大豆とヒジキのサラダ

128キロカロリー 塩分0.8グラム

▶材料（1人分）

大豆水煮80グラム／生ヒジキ20グラム／新タマネギ2分の1個／マヨネーズ大さじ1／しょうゆ小さじ1

⊙作り方

新タマネギはスライスし、ボウルに材料を入れてマヨネーズ、しょうゆで和える。

玄米ご飯 （150グラム） 275キロカロリー

玄米1合、水250cc。玄米は洗って水に漬け、6時間おいてから普通に炊く。

夕食メニュー

アジの塩焼きとサラダのモチ麦入りご飯ディナー

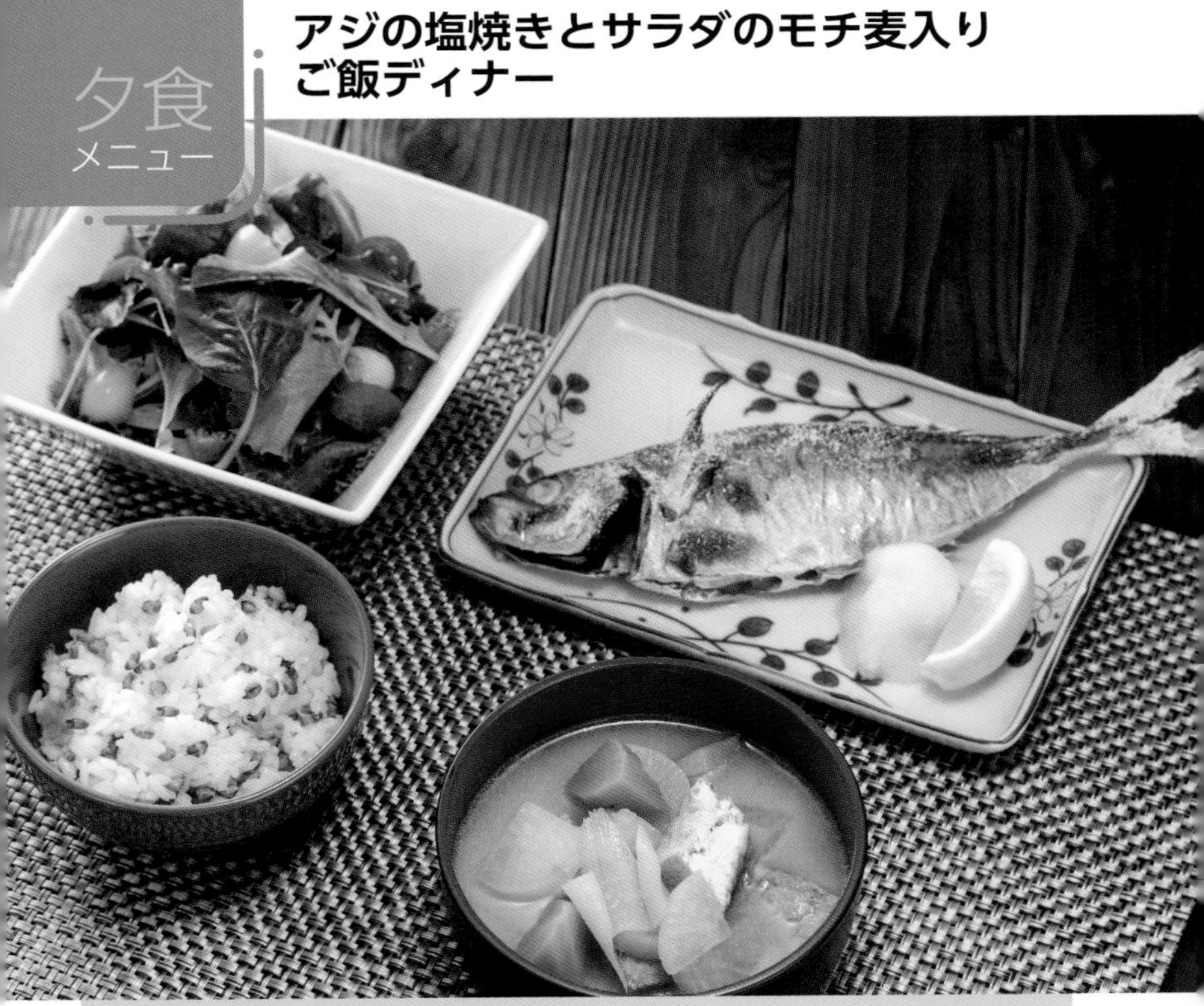

みそ汁 109キロカロリー 塩分1.2グラム

▶材料（1人分）

ニンジン40グラム／ダイコン60グラム／長ネギ4分の1本／厚揚げ2分の1枚／カツオだし2カップ／みそ大さじ1

⊙作り方

1. ニンジンは乱切り、ダイコンは厚さ5ミリのイチョウ切り、長ネギは斜め切り、厚揚げは熱湯をかけて短冊に切る。
2. 鍋にカツオだしを入れ、ニンジンを入れて火にかけ、沸騰してきたらダイコンを加えて火が通ったら長ネギ、厚揚げを入れて煮る。
3. みそを溶いて器に盛りつける。

アジの塩焼き 98キロカロリー 塩分0.8グラム

▶材料（1人分）

アジ1尾／塩適宜／ダイコン100グラム／レモン4分の1個

⊙作り方

1. アジは内臓、えらぶたを取り除き、きれいに洗って水けをふき、塩を振る。
2. ダイコンはすりおろし、レモンはくし形に切る。
3. アジの水けをしっかりふき、化粧塩をしてグリルで両面焼く。
4. 皿に盛りつけて大根おろし、レモンを添える。

サラダ 48キロカロリー

ベビーリーフ1パック、プチトマト8個、フレンチドレッシング大さじ1。ベビーリーフを洗って盛りつけ、半分に切ったプチトマトを添えてドレッシングをかける。

モチ麦入りご飯 204キロカロリー

米1合、もち麦大さじ2、水230 cc。米、モチ麦をまぜて洗い、水に漬けて30分以上おき、普通に炊く。

豚ヒレとハクサイの白ワイン煮込み

主菜
200キロカロリー

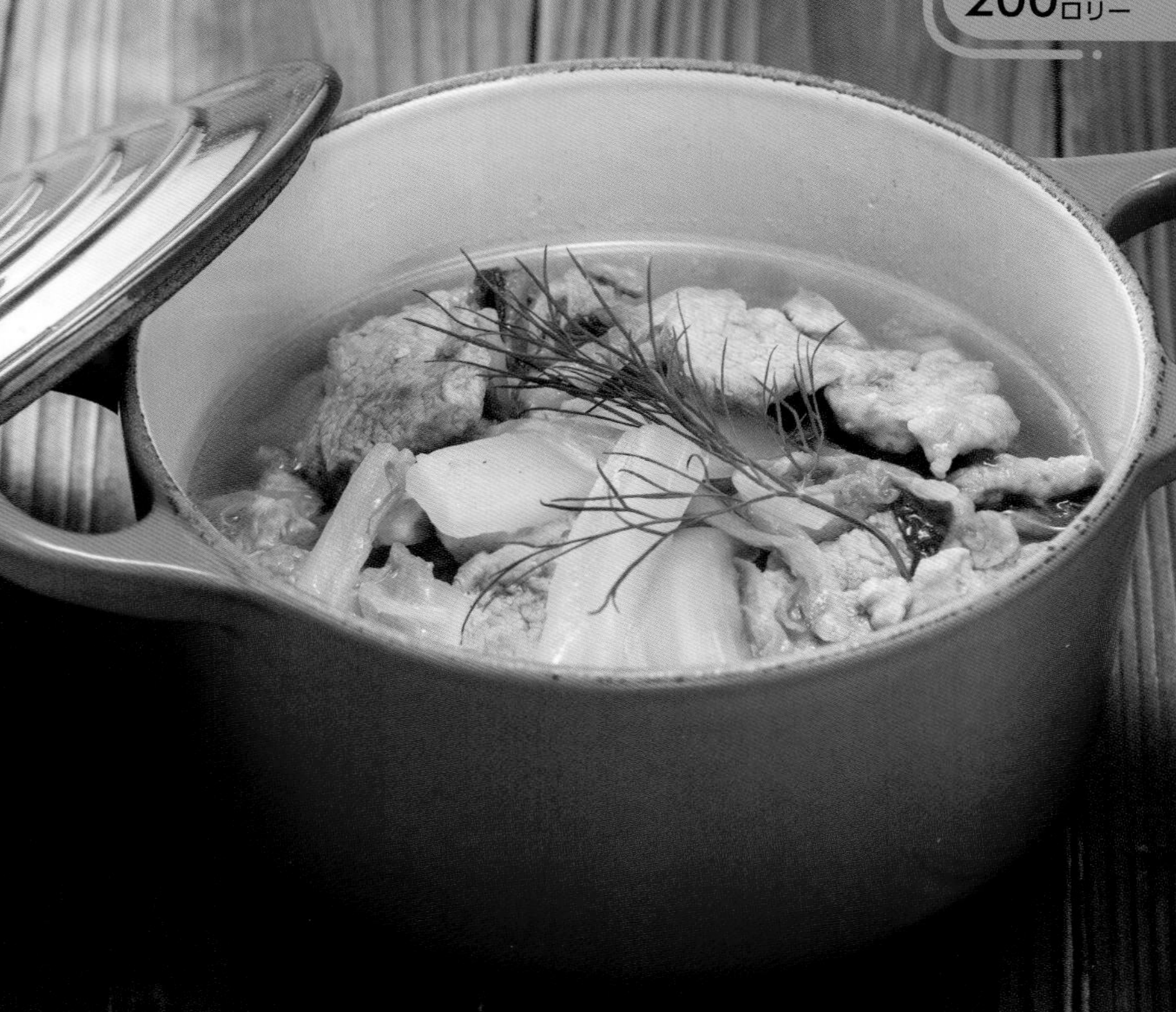

▶**材料（1人分）**
豚ヒレ肉200グラム／塩・コショウ少々／オリーブオイル大さじ1／ハクサイ200グラム／白ワイン1カップ／ディル少々

⊙**作り方**

1. 豚ヒレ肉に、塩・コショウを振る。
2. 塩・コショウを振った豚ヒレ肉を鍋に入れ、オリーブオイルでサッと豚ヒレ肉の両面を焼く。
3. 鍋にハクサイ、白ワインを入れ、豚ヒレ肉といっしょに、よく煮込む。
4. 火が通ったら、塩・コショウで味を調える。
5. 彩りに、ディルを添えたら出来上がり。

205キロカロリー 塩分1.0グラム

主菜
180キロカロリー

サーモンのソテー、レモンヨーグルトソース

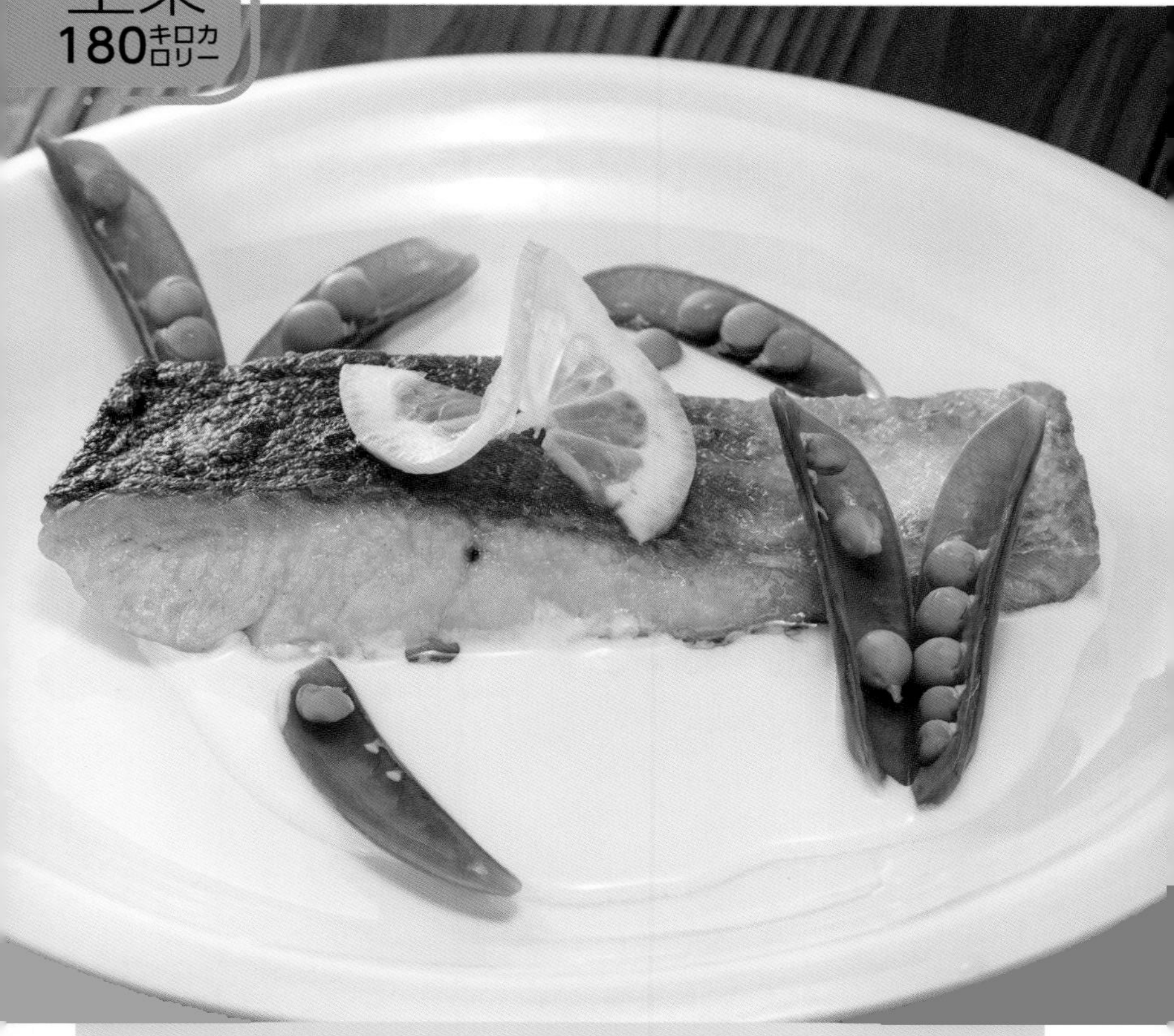

▶材料（1人分）

生鮭1切れ／塩・コショウ少々／レモン汁大さじ1／ヨーグルト大さじ2／オリーブオイル大さじ1／スナップエンドウ適宜／レモン適宜

⊙作り方

1. サケに、塩・コショウを振る。
2. 塩・コショウを振ったサケをフライパンに入れ、オリーブオイルで皮から焼き、裏返して火を通す。
3. ヨーグルトとレモン汁を合わせて軽く温め、ソースにする。焼いたサケに、このソースをかける。
4. スナップエンドウをサッと塩ゆでし、サーモンに添える。彩りに、薄く切ったレモンを添えたら出来上がり。

188キロカロリー　塩分1.2グラム

蒸し鶏とアスパラの
ゴマドレッシングサラダ仕立て

主菜
160キロカロリー

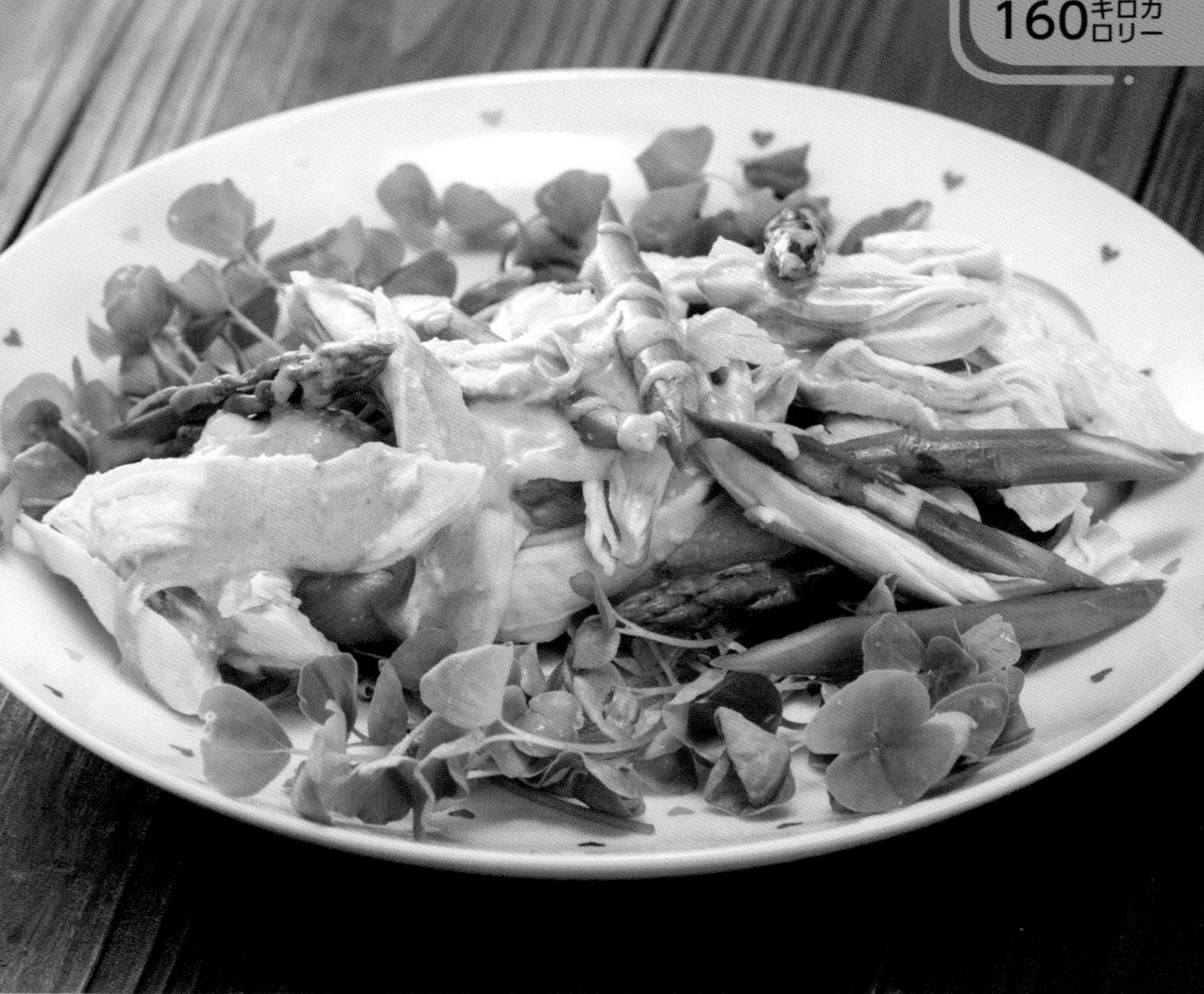

▶**材料（1人分）**

鶏の胸肉（皮なし）2分の1枚／酒大さじ1／アスパラ4本／そばのスプラウト1パック／
Ⓐ「マヨネーズ大さじ2、練りゴマ大さじ1、しょうゆ大さじ1」

⊙**作り方**

1. 鶏の胸肉は耐熱容器に入れ、酒をかける。ふんわりとラップをして、レンジで火を通す。
2. 火を通した鶏の胸肉はラップを取らずに、そのまま冷ます。
3. 蒸し汁の中に、鶏の胸肉を割いて入れる。
4. スプラウトは根を落とす。アスパラはサッと塩ゆでし、斜めに切る。
5. 野菜（スプラウトやアスパラ）と鶏の胸肉を皿に盛りつけ、Ⓐ（マヨネーズ・練りゴマ・しょうゆ）を合わせてかけたら出来上がり。

165キロカロリー　塩分1.8グラム

主菜
120キロカロリー

カツオと香味野菜の黒酢だれ

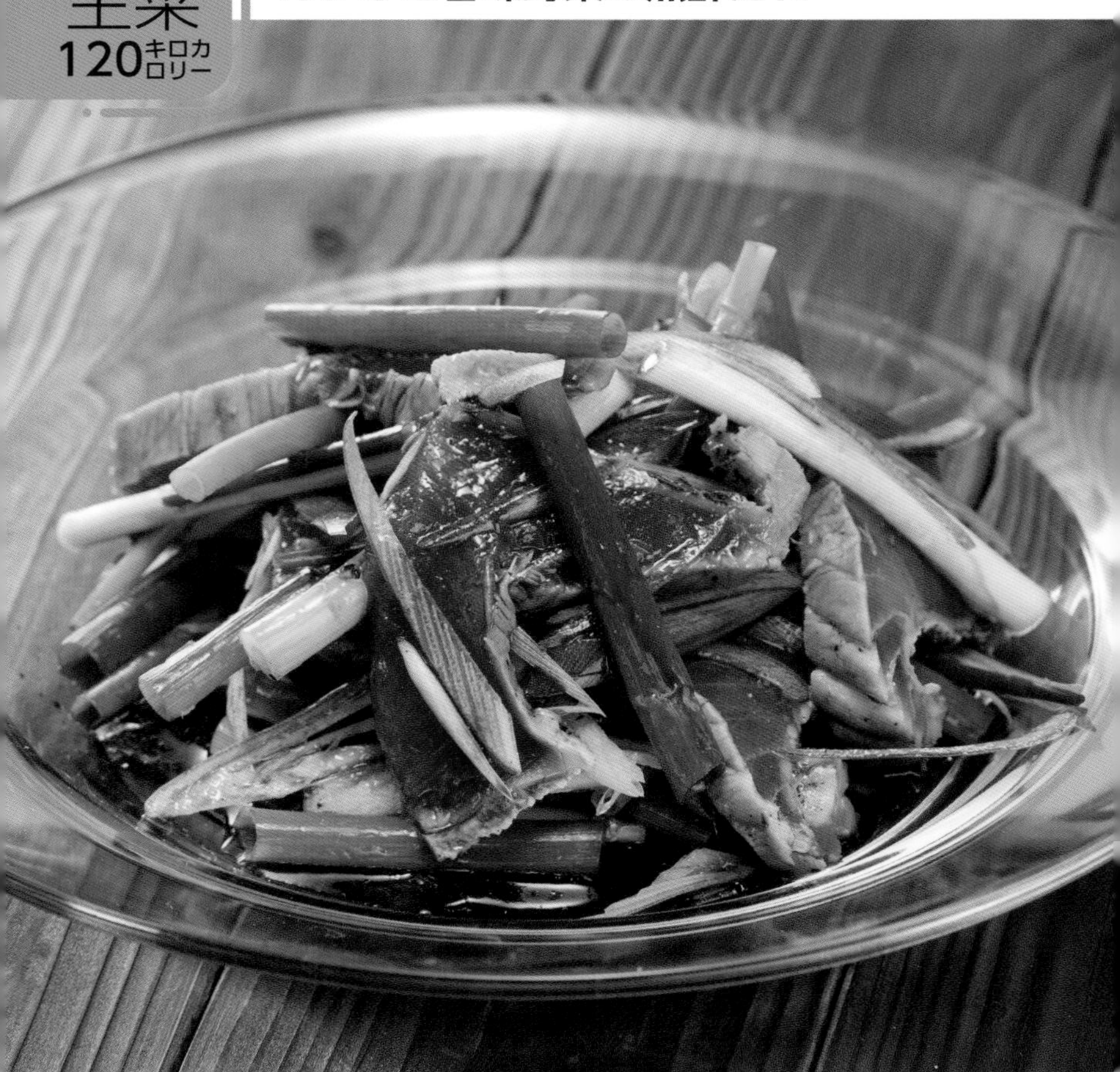

▶材料（1人分）

カツオ150g／万能ネギ4本／ミョウガ1個／
Ⓐ「黒酢大さじ1、ゴマ油大さじ1、しょうゆ大さじ1」

⊙作り方

1. カツオは薄切りにし、万能ネギは4センチの長さに切る。ミョウガは斜め薄切りにする。
2. 切った材料（カツオ・万能ネギ・ミョウガ）をすべてボウルに入れ、Ⓐ（黒酢・ゴマ油・しょうゆ）で和える。
3. 皿に盛りつけたら出来上がり。

112キロカロリー 塩分0.8グラム

コマツナのピーナツ和え

▶材料（1人分）
コマツナ160グラム／ピーナツ20グラム／砂糖・しょうゆ各大さじ1

⊙作り方
1. コマツナはサッと塩ゆでし、水けを絞る。
2. ピーナツは細かく刻む、または、すり鉢で粗くする。
3. コマツナを4センチ幅に切り、ピーナツ・砂糖・しょうゆをまぜて和える。

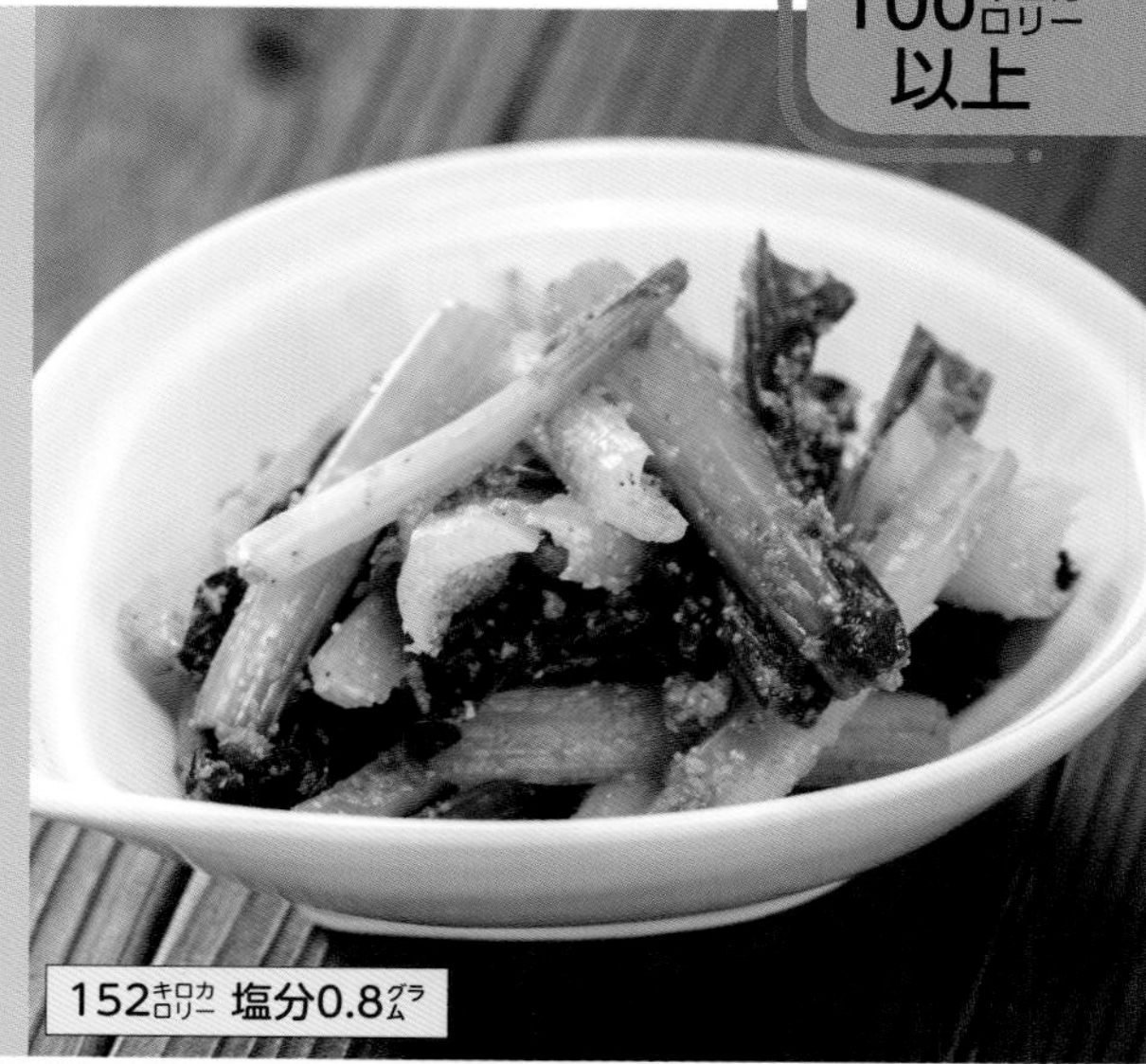

152キロカロリー 塩分0.8グラム

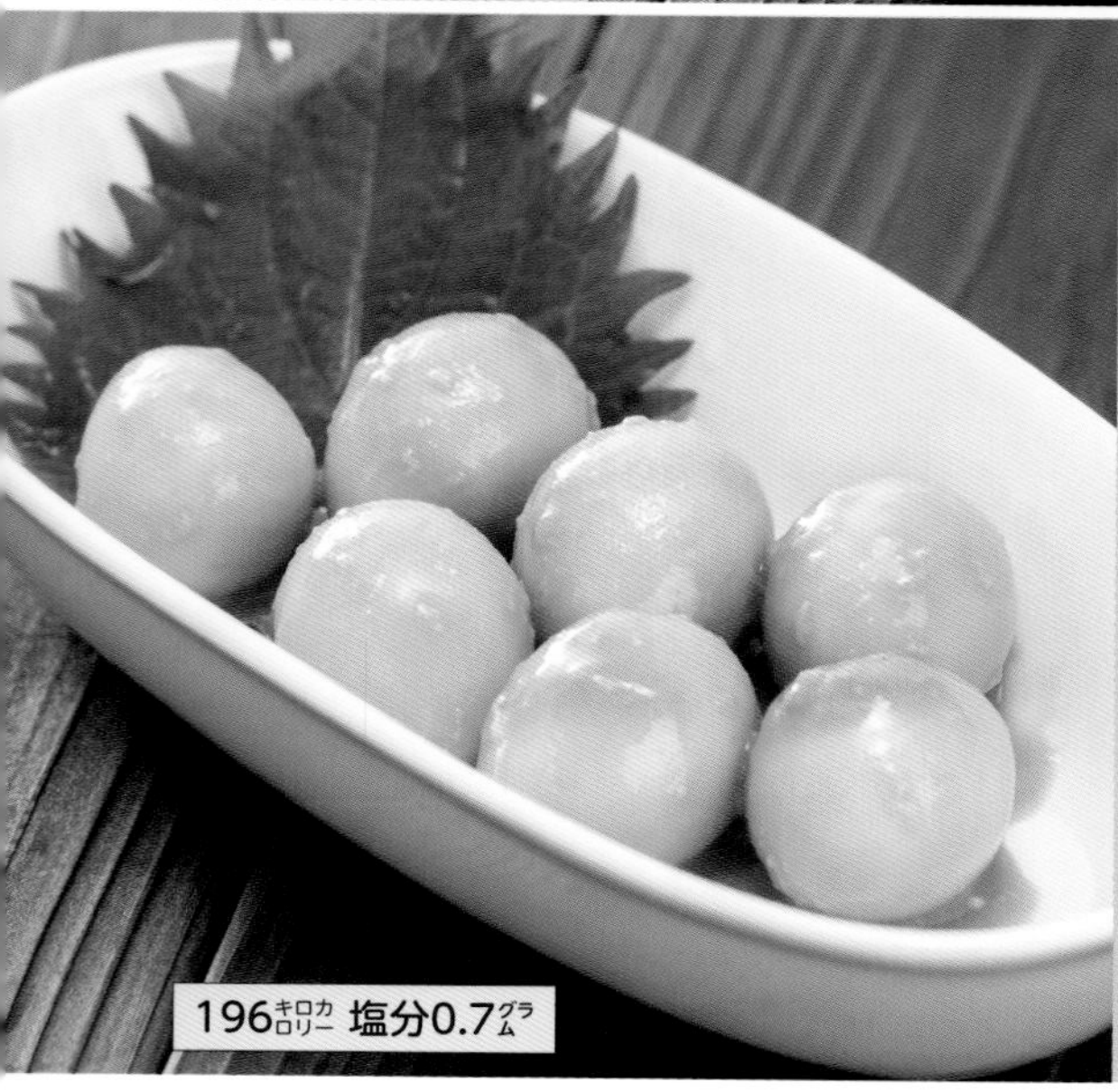

196キロカロリー 塩分0.7グラム

ウズラの卵、しょうゆ麹漬け

▶材料（1人分）
ウズラの卵200グラム／大葉2〜3枚／しょうゆ麹大さじ1

⊙作り方
1. ウズラの卵をゆでる（ゆで卵でも可）。
2. ビニール袋にウズラのゆで卵としょうゆ麹を入れて密封し、冷蔵庫で数時間漬け込む。
3. 皿に盛りつけ、大葉を添えたら出来上がり。

※ウズラの卵3〜4個なら100キロカロリー前後

副菜 100キロカロリー以下

コンニャクのピリ辛炒め

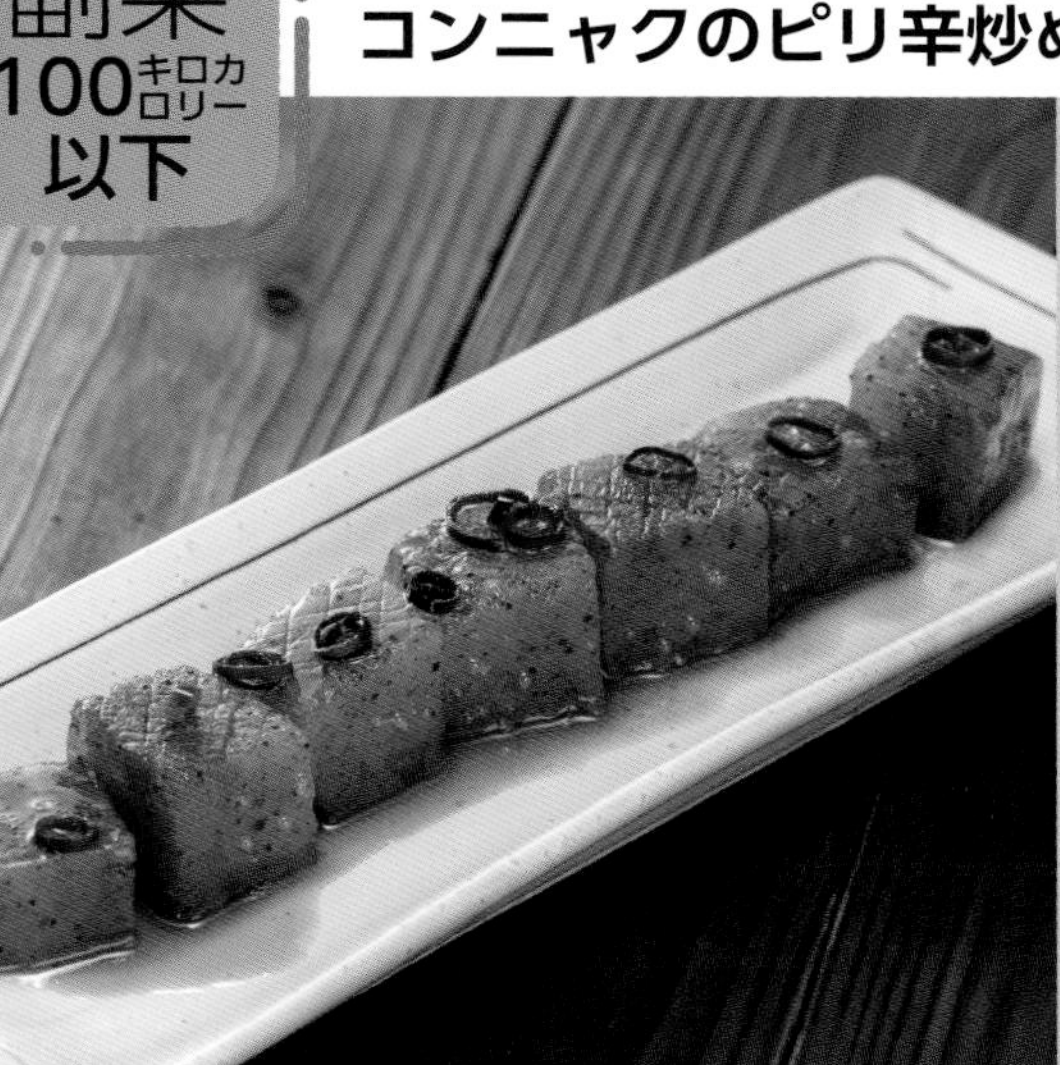
35キロカロリー 塩分0.6グラム

▶材料（1人分）
コンニャク1枚／ゴマ油大さじ1／トウガラシ輪切り適宜／Ⓐ「みりん・酒・しょうゆ各大さじ1」

⊙作り方
1. コンニャクは全体に格子に切り込みを入れ、2センチ角に切る。
2. 切ったコンニャクをサッとゆで、水けを切る。
3. 鍋に唐がらしとゴマ油を熱し、コンニャクを強火で炒める。Ⓐを加え、水分を飛ばすように炒る。

インゲンとニンジンの白和え

▶材料（1人分）
厚揚げ2分の1枚／インゲン8本／ニンジン40グラム／すりゴマ大さじ2／砂糖・しょうゆ各大さじ1／塩少々

⊙作り方
1. ニンジンは千切り、インゲンは筋を取り、斜め切りにする。
2. 鍋に湯を沸かし、インゲンとニンジンをサッとゆで上げ、その湯を厚揚げにかけて油抜きをする。
3. 厚揚げのまわりを薄く削ぎ取り、削いだものは細切り、中身はすり鉢でする。ゴマを加えてさらにすりまぜ、砂糖としょうゆ、塩で味を調える。
4. インゲンとニンジンを加え、和えたら出来上がり。

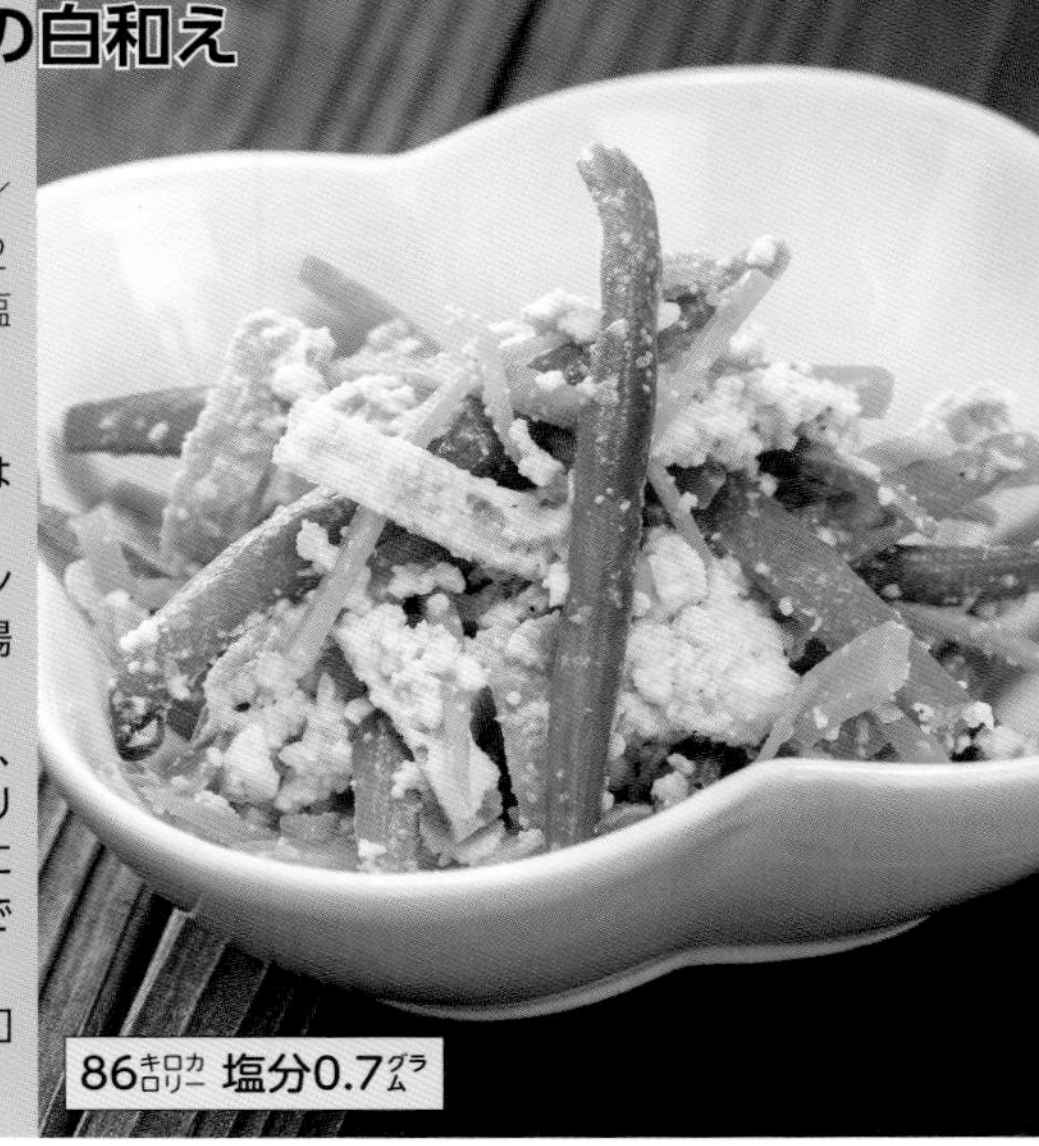
86キロカロリー 塩分0.7グラム

牛肉レタスチャーハン

▶**材料（1人分）**

牛肉80グラム／レタス100グラム／ゴマ油大さじ2／卵2個／長ネギ5センチ／塩・コショウ少々／しょうゆ大さじ1／ご飯2膳分

⊙**作り方**

1. 牛肉は細く切り、レタスは一口大にちぎる。長ネギは粗みじん切りにする。ボウルにご飯と卵を入れて軽く合わせておく。
2. ゴマ油を熱し、牛肉を炒め、色が変わったら卵ご飯を入れてほぐしながら炒め、パラパラになったら長ネギ、レタスを加え、しょうゆを鍋肌から入れ、塩・コショウで味を調える。

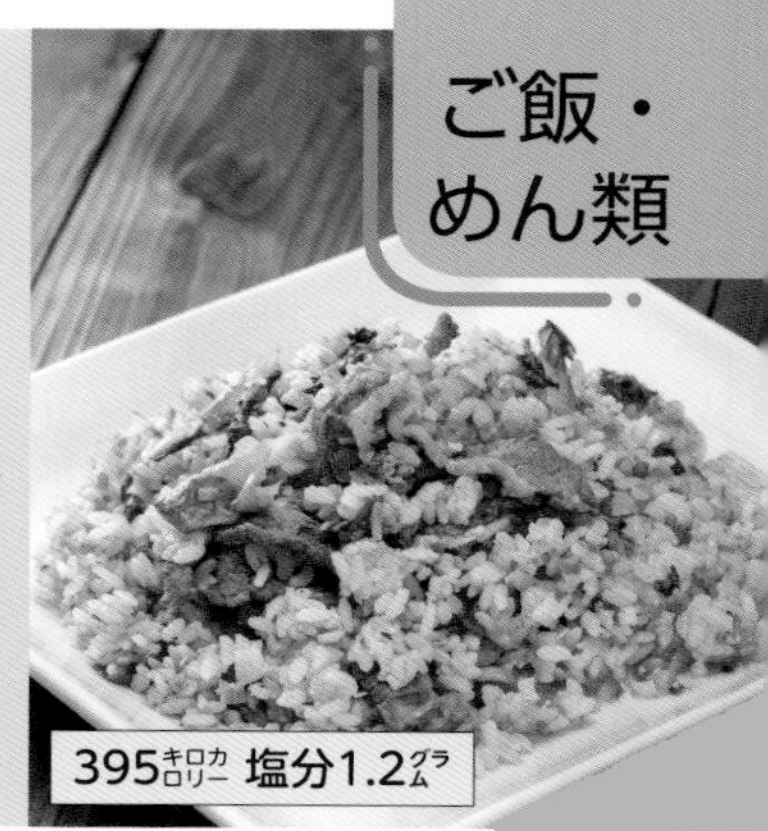

395キロカロリー　塩分1.2グラム

山菜そば

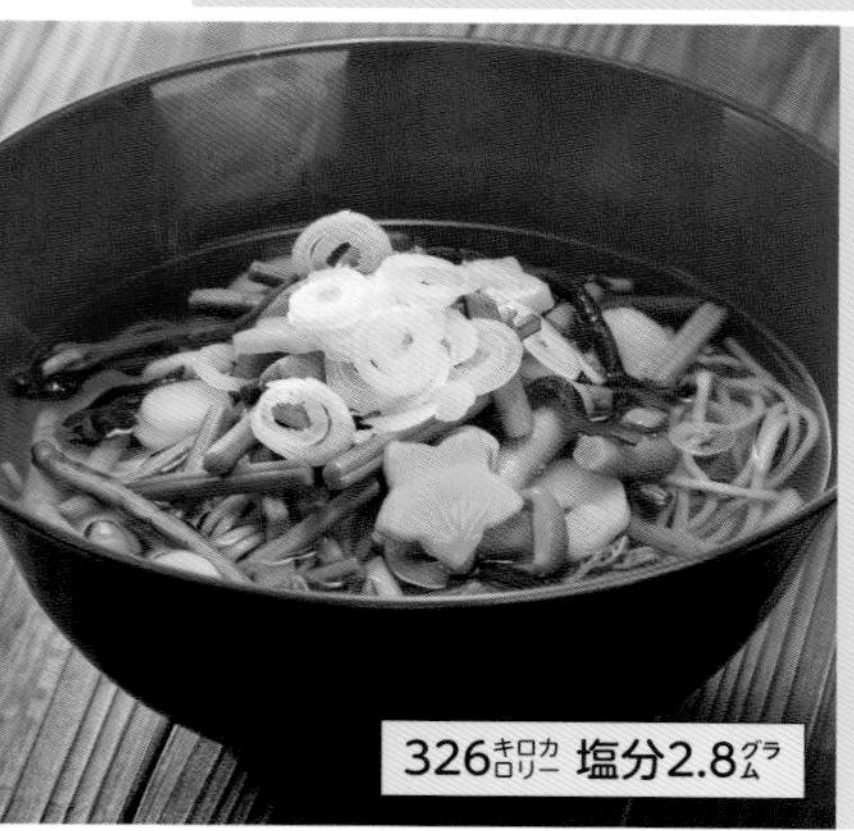

326キロカロリー　塩分2.8グラム

▶**材料（1人分）**

十割そば(乾麺) 160グラム／山菜ミックス水煮(ワラビ・ナメコなど) 100グラム／長ネギ5センチ／ニンジン40グラム／昆布、カツオだし2カップ／しょうゆ大さじ2／みりん・酒各大さじ1／塩少々

⊙**作り方**

1. そばはゆでて水にさらし、水けを切る。ニンジンは薄切り、長ネギは小口に切る。
2. 鍋にだしを入れてしょうゆ、みりん、酒を入れて塩で味を調え、山菜ミックス、ニンジンを煮る。
3. そばを熱湯で温め、器に盛りつけてだしをかけ、ネギをのせる。

鶏南蛮うどん

▶**材料（1人分）**

ゆでうどん1玉／鶏もも肉2分の1枚／長ネギ4分の1本／ゴマ油大さじ1／コンブとカツオのだし1カップ／しょうゆ大さじ1／酒・みりん各大さじ1／塩少々／ミョウガ1個

⊙**作り方**

1. 鶏もも肉は2センチ角、長ネギは4センチの長さに切り、縦4つに切る。ミョウガは小口切りにする。
2. 鍋にゴマ油を熱し、鶏肉、長ネギを炒め、だしを注いでしょうゆ・酒・みりんを加えて塩で味を調える。
3. ゆでうどんを熱湯で温め、水けを切って器に入れ、だしと具を注ぎ、ミョウガをのせる。

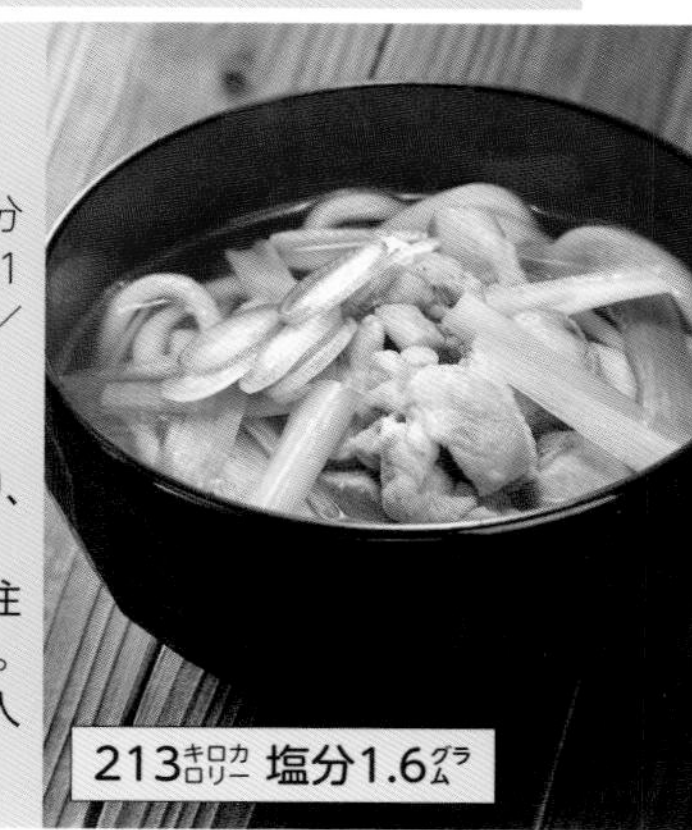

213キロカロリー　塩分1.6グラム

トマトとスライスタマネギのサラダ

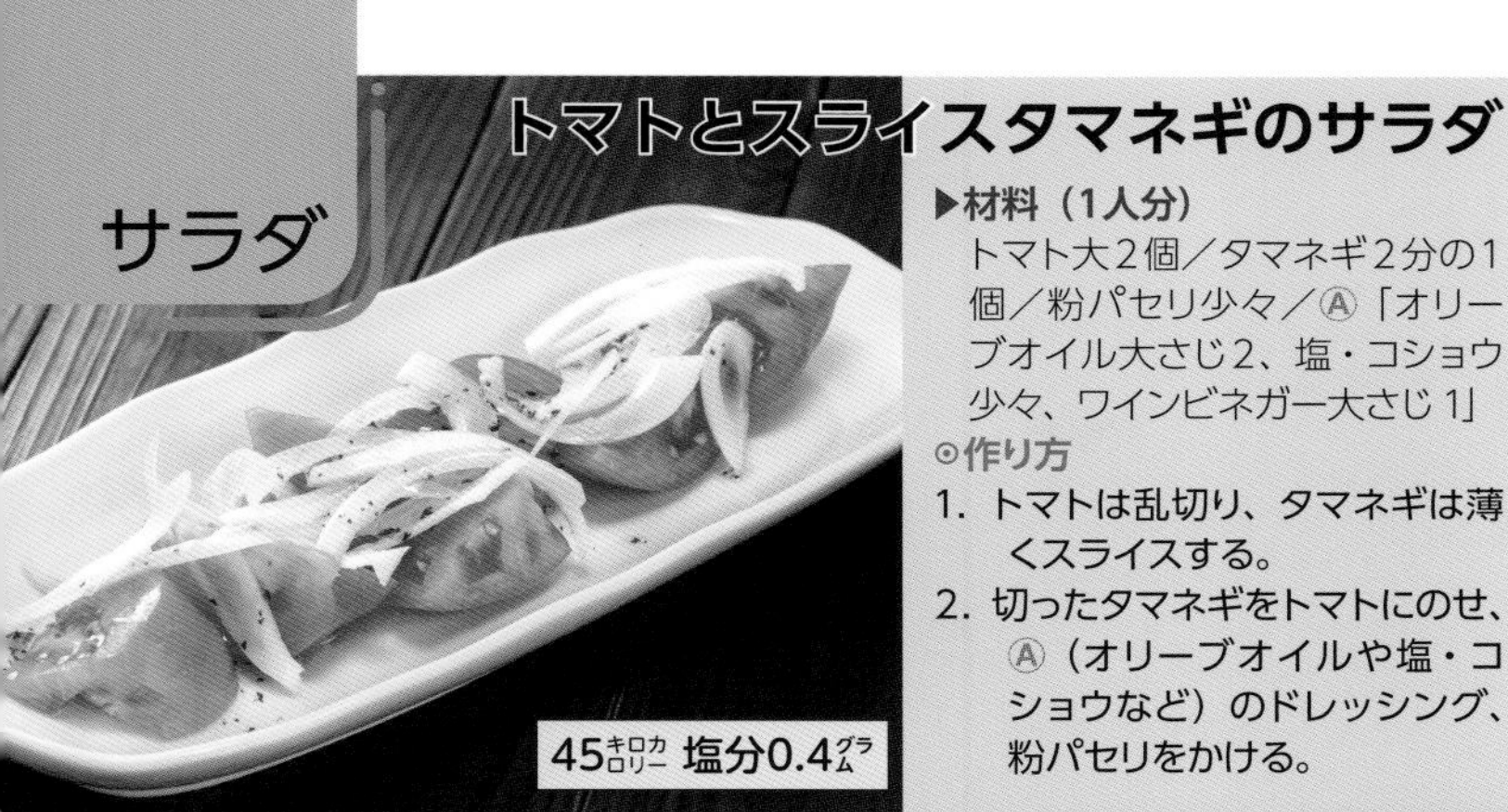

45キロカロリー 塩分0.4グラム

▶**材料（1人分）**

トマト大2個／タマネギ2分の1個／粉パセリ少々／Ⓐ「オリーブオイル大さじ2、塩・コショウ少々、ワインビネガー大さじ1」

⊙**作り方**

1. トマトは乱切り、タマネギは薄くスライスする。
2. 切ったタマネギをトマトにのせ、Ⓐ（オリーブオイルや塩・コショウなど）のドレッシング、粉パセリをかける。

コールスロー

▶**材料（1人分）**

キャベツ100グラム／ニンジン4分の1本／塩小さじ2分の1／Ⓐ「マヨネーズ大さじ3、レモン汁大さじ1、コンデンスミルク大さじ2分の1、塩・コショウ少々」

⊙**作り方**

1. キャベツ、ニンジンは千切りにして塩をまぶし、10分置いてしっかり絞る。
2. 水けを切ったキャベツとニンジンにⒶをまぜて和える。

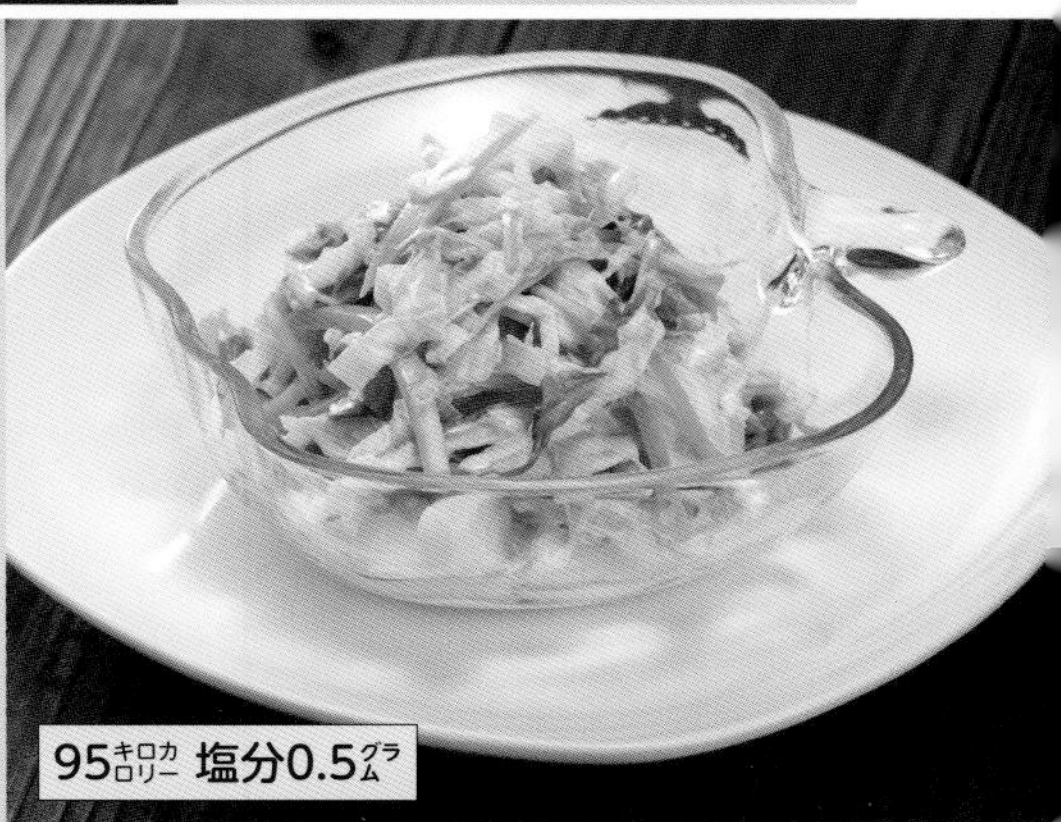

95キロカロリー 塩分0.5グラム

ブロッコリースプラウトとプチトマトのサラダ

110キロカロリー 塩分1.2グラム

▶**材料（1人分）**

ブロッコリースプラウト1パック／プチトマト6～8個／フレンチドレッシング大さじ2

⊙**作り方**

1. プチトマトは半分に切る。
2. スプラウトとプチトマトを皿に盛りつけ、フレンチドレッシングをかける。

トマト豚汁

▶材料（1人分）

豚肉スライス40グラム／ダイコン40グラム／トマト1個／長ネギ2分の1本／だし汁2カップ／みそ大さじ1／ゴマ油大さじ2分の1／万能ネギ1本

⊙作り方

1. 豚肉は小さめの一口大、ダイコンは薄いイチョウ切り、トマトは湯むきをして種を取り1センチ角、長ネギは斜め切り、万能ネギは斜め薄切りにする。
2. 鍋にゴマ油を熱し、豚肉、ダイコン、長ネギを炒め、だし汁を加えてひと煮立ちしたら、みそとトマトを加える。椀に盛りつけ、万能ネギをのせる。

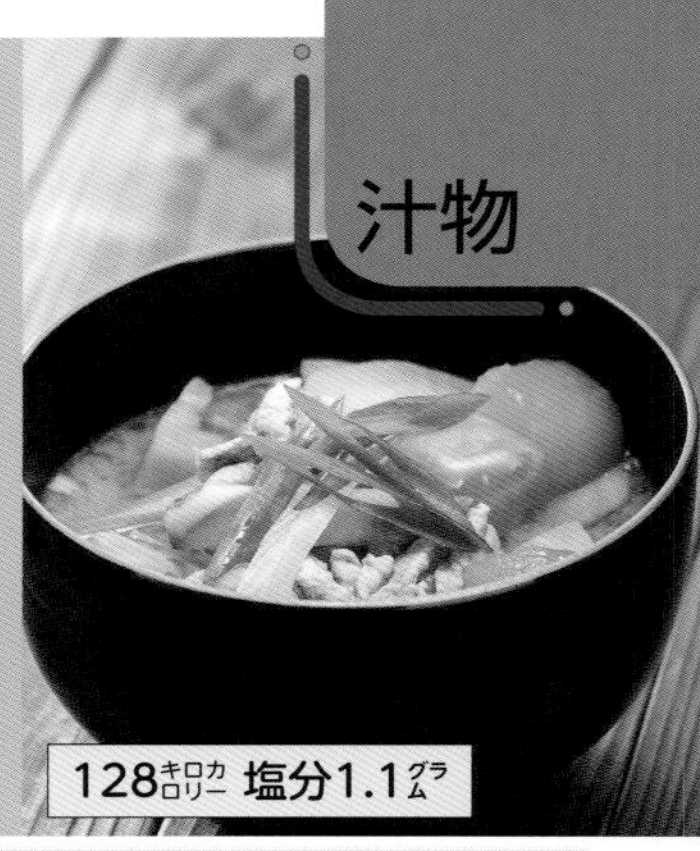

128キロカロリー 塩分1.1グラム

キクラゲと野菜の卵スープ

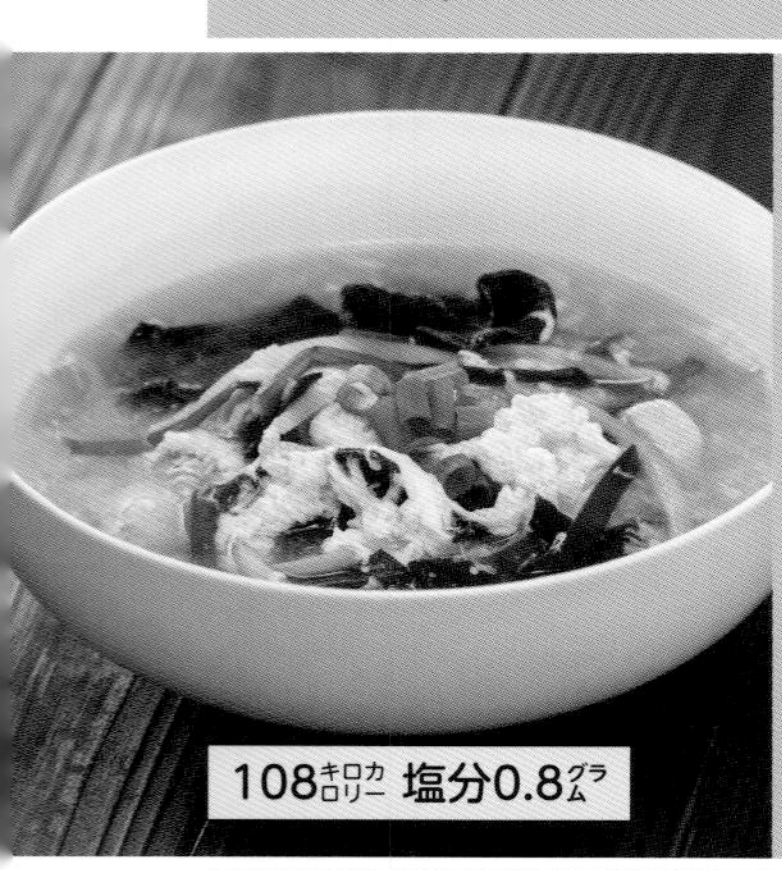

108キロカロリー 塩分0.8グラム

▶材料（1人分）

鶏ささみ2本／キクラゲ5グラム／ニラ4分の1輪／モヤシ4分の1袋／卵1個／ゴマ油大さじ2分の1／しょうゆ大さじ2分の1／酒・塩・コショウ少々

⊙作り方

1. 鶏ささみは斜めそぎ切り、キクラゲは戻し、石づきをとって小さめに切る。ニラは3センチの長さに切る。
2. 鍋にゴマ油を熱し、ささみをサッと炒め、水を注いで酒を加える。ニラ、モヤシ、キクラゲを加えて煮立て、火が通ったら溶き卵を回し入れる。
3. しょうゆ、塩・コショウで味を調える。

具だくさんミネストローネ

▶材料（1人分）

ズッキーニ4分の1本／ベーコン60グラム／キャベツ80グラム／パプリカ4分の1個／ホールトマト100グラム／水300cc／塩・コショウ少々／バジル適宜

⊙作り方

1. 野菜、ベーコンはすべて1センチ角に切る。
2. 鍋にベーコンを入れて中火にかけ、じっくり炒め、野菜を加えてサッと炒める。水、ホールトマトを加え、軽く煮て塩・コショウで味を調える。
3. バジルを添えたら出来上がり。

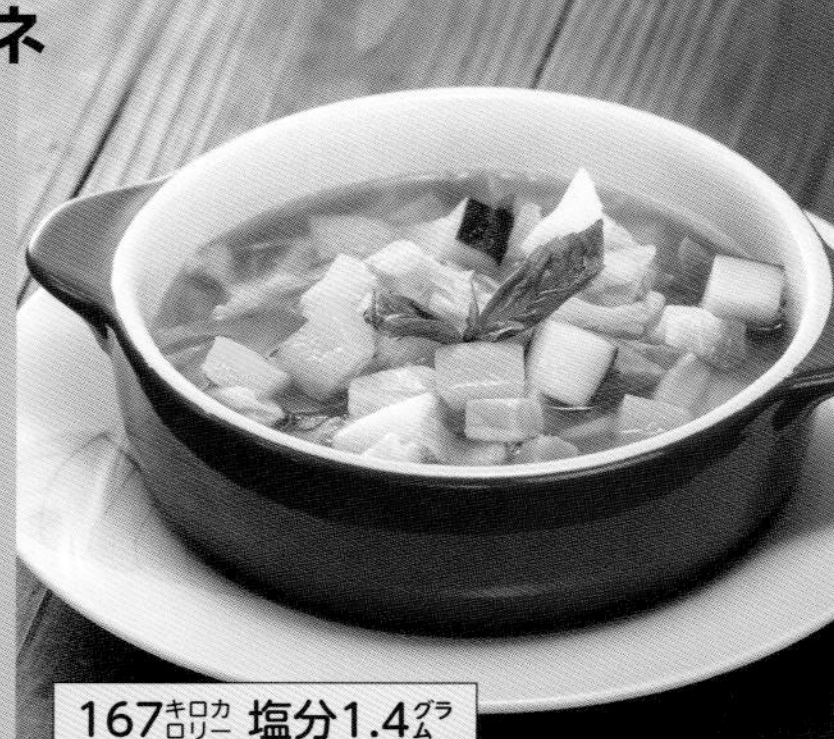

167キロカロリー 塩分1.4グラム

はじめに

厚生労働省の調査によると、糖尿病の患者数は予備群も含めて約２０００万人（うち糖尿病が強く疑われる人は約１０００万人）にも及びます。ところが、実際に通院している患者さんは約３２８万人で、多くの人は糖尿病と診断されても治療をしていない、あるいは治療を途中でやめてしまっているのが実態です。

糖尿病は、初期のうちは症状が現れないため、つい甘く見られがちです。しかし、放置すると網膜症や腎症（じんしょう）、神経障害をはじめとする重大な合併症を招きかねません。最悪の場合、失明する人や、足の切断を余儀なくされる人もいます。世界じゅうで猛威を奮う新型コロナウイルスなどの感染症にかかると、糖尿病の人は免疫力（病気から体を守る力）が低下しているため、重症化しやすいともいわれています。

このように糖尿病は、甘く見ると取り返しのつかない事態に陥りかねない怖い病気ですが、生活習慣の見直しや適切な治療で血糖コントロールをうまく行っていれば、合併症などの重い病気は回避できます。「元気な１００歳」も夢ではないでしょう。

本書は、糖尿病に関する１４２の質問に専門医が親身に答えています。糖尿病を正しく理解し、対処していくための手引きとしてお役立てください。

（小田原雅人）

目次

第2章 症状・病気の進行についての疑問14

第3章 検査・診断についての疑問15

第4章 治療についての疑問15 …… 91

第5章 薬物療法についての疑問20

第6章 食事療法についての疑問18 …… 135

第7章 運動療法についての疑問10

第8章 合併症についての疑問11

第9章　日常生活の注意点やセルフケアについての疑問13……191

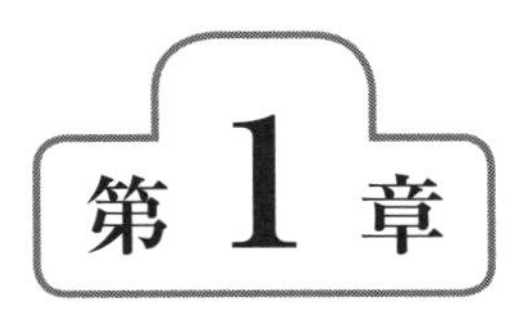

病気についての疑問 26

Q1 糖尿病はわかりやすくいうとどんな病気ですか？

糖尿病は、糖代謝（代謝とは体内で行われる化学反応）に異常が起こって血糖値が上がり、全身の血管を障害し、さまざまな合併症を引き起こす病気です。

本来、食べ物から摂取した糖は、ブドウ糖などに分解されたあと、腸から吸収され、血液に乗って肝臓や筋肉などの細胞に運ばれます。そして肝臓に運ばれた糖の一部は、グリコーゲンとして貯蔵されます。一方、全身に運ばれた糖は、筋肉に取り込まれてエネルギーとして消費され、一部はグリコーゲンとして蓄えられます。肝臓や筋肉で使われずに余った糖は、脂肪になって体内に蓄えられます。

糖代謝がスムーズに行われるためには、すい臓から分泌（ぶんぴつ）されるインスリン（血糖の調節をするホルモン）が不可欠です（34ページ参照）。糖尿病は、インスリン分泌量が減ったり、インスリンの効きが悪くなったりして、ブドウ糖が肝臓や筋肉にうまく取り込まれず血液中にだぶつくことで発症すると考えられています。

糖尿病になると、のどの渇きや体のだるさといった自覚症状が現れます。悪化すれば網膜症、腎症（じんしょう）、神経障害といった重大な合併症が起こります。

（小田原雅人）

糖尿病は余分なブドウ糖が血液中にあふれた状態

糖尿病は、すい臓で作られるインスリンの分泌量が減ったり、その効きが悪くなったりして血液中に余分なブドウ糖が増えることで起こる。主な原因は、過食・運動不足、肥満などのよくない生活習慣だが、生まれつきの糖代謝異常や妊娠で起こることもある。

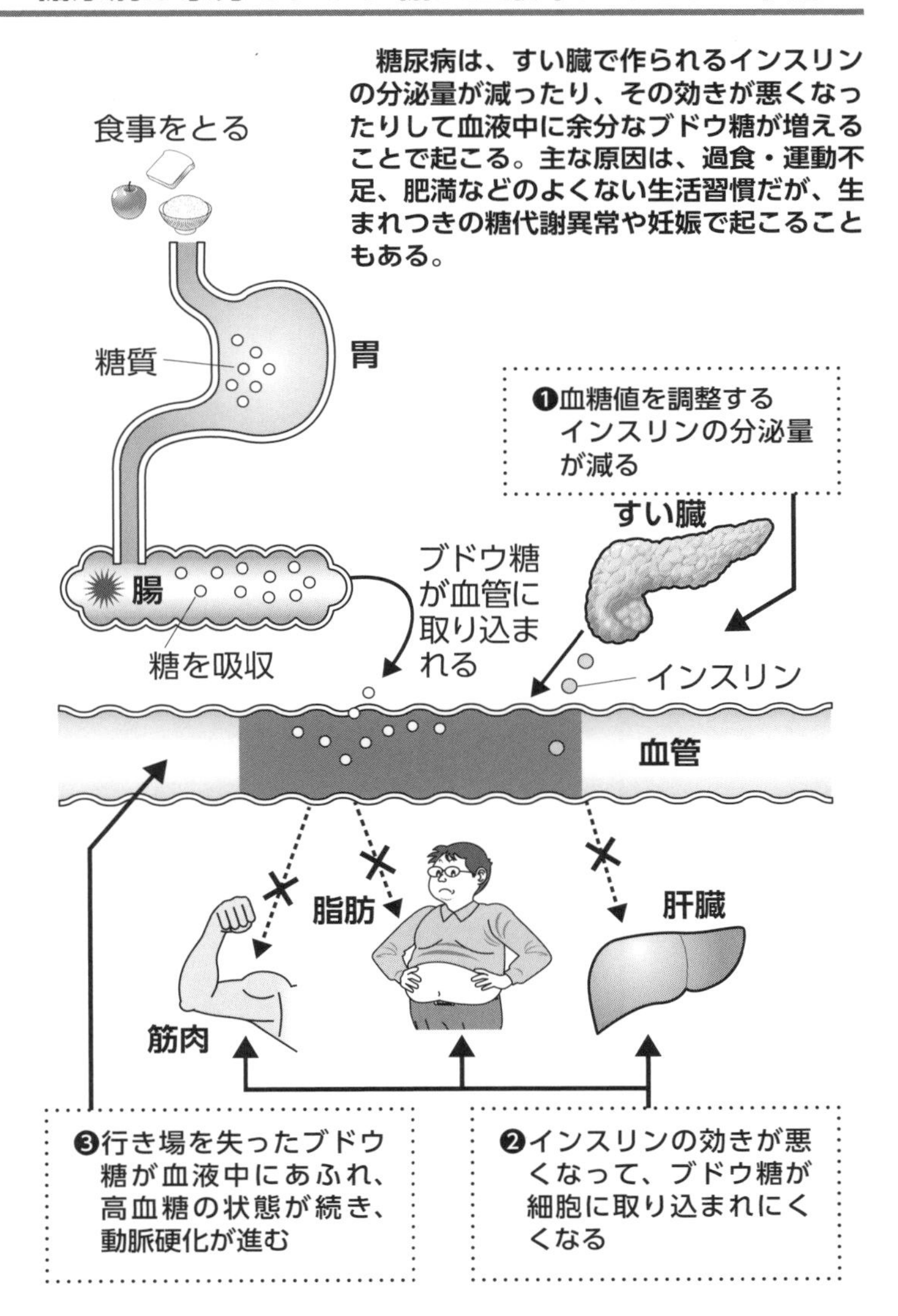

Q2 糖尿病が増えているのはなぜですか？

糖尿病にかかる人が急増している理由は、二つ考えられます。一つは高齢者が増えたこと、もう一つは過食・運動不足の人が増えたことです。

まず、加齢で体力が衰えるとインスリンの分泌（ぶんぴつ）や効き方が低下するため、年齢が高くなるほど糖尿病にかかりやすくなります（46ページ参照）。2019年の総務省統計局の調べによれば、日本の高齢者（65歳以上）の割合は28・1％。これだけ高齢者が増えているのですから、糖尿病にかかる人が急増するのも無理はありません。

次に、日本では過食の時代といわれて久しく、交通手段も発展して体を動かす機会はめっきり減っています。こうした豊かな社会は快適ですが、一方では食べすぎや運動不足による肥満を招きやすくなります。特に、内臓脂肪が増えるメタボリックシンドロームは糖尿病の悪しき温床といえるでしょう。

実際に、**日本人の糖尿病のほとんどは、大人になったあとの不適切な生活習慣によって発症する2型糖尿病です**（40ページ参照）。中高年を過ぎてメタボの人は、いつ糖尿病を発症しても不思議ではない予備群であると考えていいでしょう。（小田原雅人）

Q3 糖尿病が怖い病気といわれるのはなぜ？糖尿病が原因で死亡する人はいますか？

糖尿病の初期は自覚症状に乏しく、あってものどの渇きや体のだるさ程度。そのため、医師から糖尿病と診断されても軽く考える人が少なくありません。中には、血糖降下薬の服用を自己判断で中止したり、再診を受けなくなったりする人もいます。

しかし、自覚症状が乏しいからといって、糖尿病を甘く見てはいけません。

糖尿病の怖さは、重大な合併症にあります。網膜症になると失明する恐れがあり、腎症になると人工透析が必要になることも少なくありません。神経障害が悪化した場合には、足の壊疽（体の組織の一部が死滅すること）を起こし、足の切断を余儀なくされることもあります。これらを「糖尿病の三大合併症」といいます。

ほかにも、糖尿病は動脈硬化（血管の老化）を進行させるため、脳梗塞や狭心症・心筋梗塞などの重大な病気を招く原因になります。糖尿病は免疫力（病気から体を守る力）も低下させるので、インフルエンザなどの感染症にかかりやすくなります。実際のところ、糖尿病が遠因となって死亡する人は意外に多いのです。（小田原雅人）

Q4 糖尿病になると高血糖の状態になるのはなぜですか？

糖尿病は、すい臓から分泌（ぶんぴつ）されるインスリンの効きが悪くなったり、分泌量が減ったりして糖代謝がスムーズに行われなくなることで発症します。

糖代謝がうまく行われなくなると、ブドウ糖が肝臓や筋肉にうまく取り込まれなくなり、血液中にあふれてしまいます。これが、高血糖の状態です。

健康な人でも、糖質がたくさん含まれる甘いお菓子を食べたり、糖質の多いご飯、パン、めん類などを食べすぎたりすると、一時的に血糖値が高めになることがあります。ただし、健康な人は糖代謝が正常なので、血液中の余分な糖は肝臓や筋肉にグリコーゲンとして蓄えられたり、筋肉でエネルギーとして消費されたりするので、しばらくすると血糖値は食事前のレベルまで下がります。

それに対し、糖尿病の人は、血液中のブドウ糖は行き場を失っているので、血糖値は正常範囲まで下がりきりません。そして、高血糖のまま、食事でご飯などの糖質をとるたびに血糖値がさらに上昇してしまうことになるのです。

（小田原雅人）

Q5 高血糖になると、体に具体的にどのような悪影響が出ますか？

高血糖の状態が長く続くと、全身の血管に悪影響が及びます。そのしくみを具体的に説明しましょう。

血液中にあふれたブドウ糖は、血管の内皮細胞に入り込むようになります。すると、そこに活性酸素（老化を進める悪玉物質）が発生し、内皮細胞を攻撃するようになります。そのため、高血糖の状態が続いて内皮細胞に次々と活性酸素が発生すると、全身の血管がダメージを受けて動脈硬化（血管の老化）が進むのです。

また、血液中に増えすぎたブドウ糖が、血管の内皮細胞内のたんぱく質と結合すること（糖化という）もあります。糖化が起こった細胞は、焦げついたような状態に変質するため、臓器が正常に機能しなくなることもあるのです。

こうした高血糖による悪影響は、細い血管だけでなく、動脈にも及びます。細い血管が傷つけられると三大合併症の網膜症・腎症（じんしょう）・神経障害が、動脈が傷つけられると脳梗塞（こうそく）や心筋梗塞が起こりやすくなります。

（小田原雅人）

Q6 血糖調節ホルモンのインスリンの働きについてくわしく教えてください

インスリンは、すい臓のランゲルハンス島という部位にあるβ（ベータ）細胞で作られ、食後に血糖値が上昇すると分泌（ぶんぴつ）されるホルモンであり、血糖値を調整する重要な役割を担っています。このインスリンがなければ、血糖値は一定に保たれません。

インスリンの第一の働きは、血液中のブドウ糖を肝臓や筋肉に運び入れることです。細胞の表面にはインスリン受容体があります。これにインスリンが結合することで、肝臓や筋肉の細胞は血液中からブドウ糖を取り込むことができるのです。

インスリンの**第二の働きは、余分なブドウ糖をグリコーゲンや中性脂肪に合成すること**です。細胞に取り込まれたブドウ糖は、主にエネルギーとして消費されますが、余った分はグリコーゲンや中性脂肪に作り変えられて体内に蓄えられます。つまり、インスリンは血糖値を調整するだけでなく、効率よくエネルギーを消費することにも大きく貢献しているわけです。

通常、インスリンが働くと食後数時間で血糖値はもとに戻ります。（小田原雅人）

インスリンはすい臓から分泌される

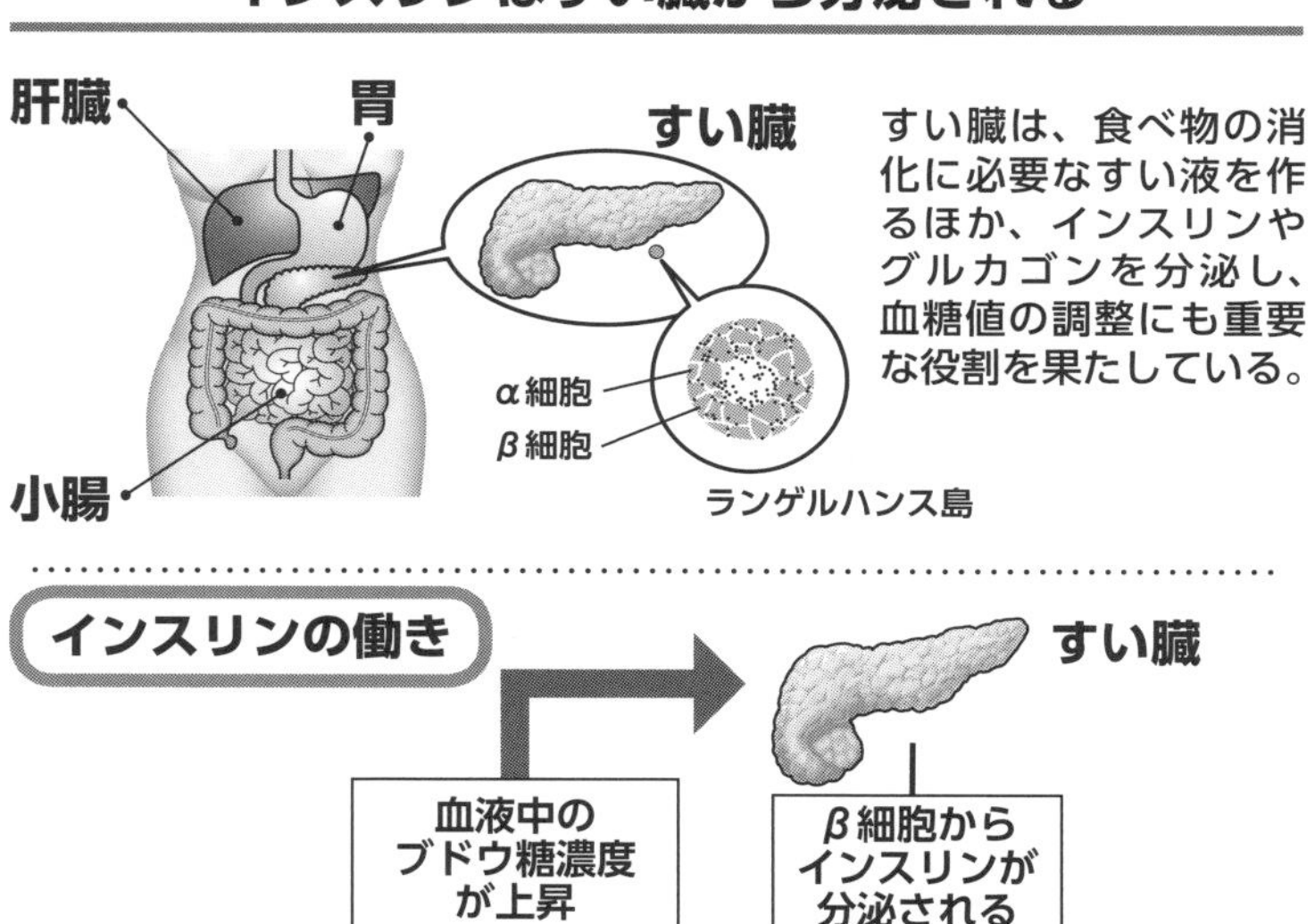

すい臓は、食べ物の消化に必要なすい液を作るほか、インスリンやグルカゴンを分泌し、血糖値の調整にも重要な役割を果たしている。

インスリンの働き

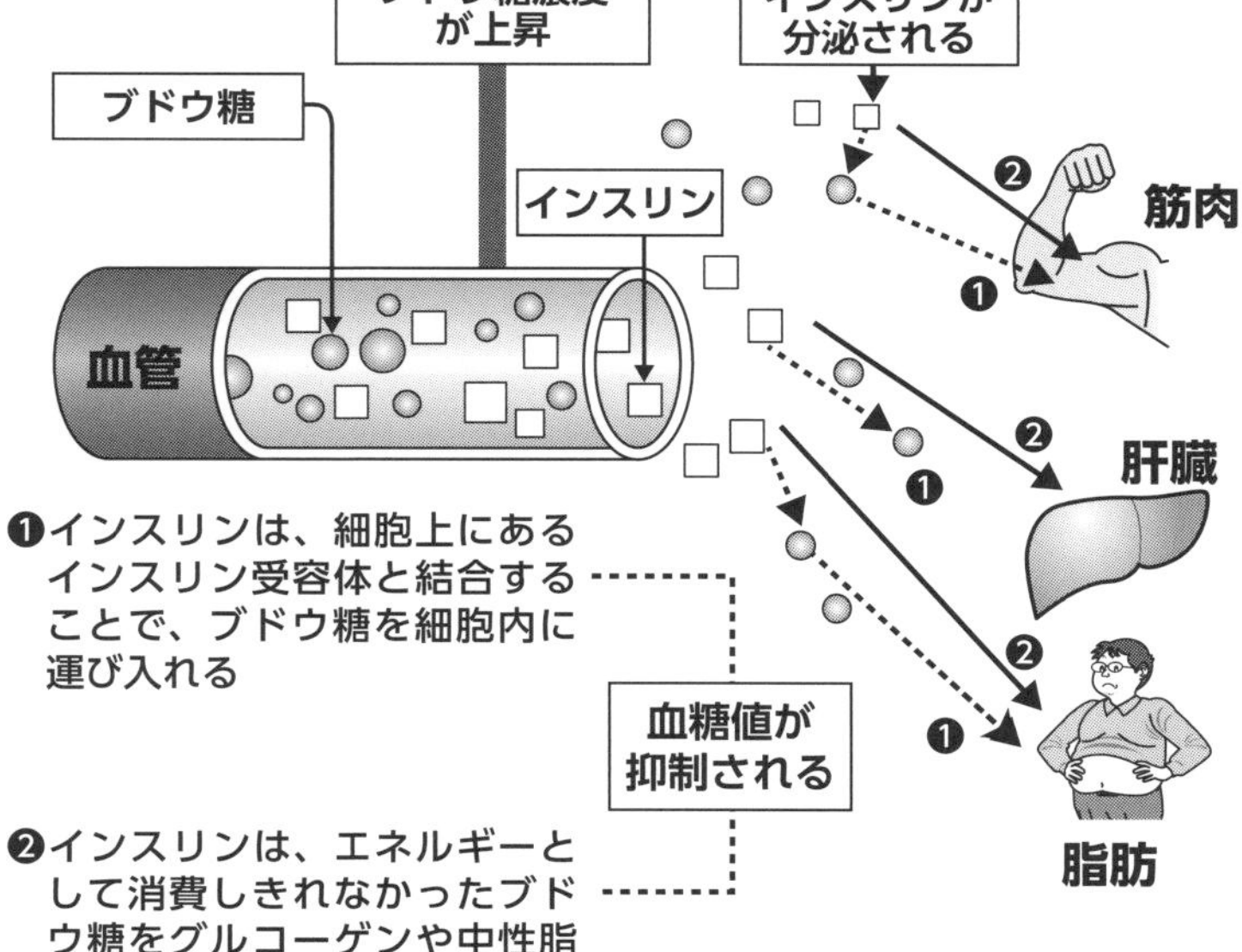

❶インスリンは、細胞上にあるインスリン受容体と結合することで、ブドウ糖を細胞内に運び入れる

❷インスリンは、エネルギーとして消費しきれなかったブドウ糖をグルコーゲンや中性脂肪にして体内に貯蔵する

Q7 インスリンの働きは、どのような要因で低下するのですか？

血糖値を調整するホルモンであるインスリンの働きは、いくつかの要因で低下することがわかっています。

一つめは「**ストレス**」。現代はストレス社会といわれ、多くの人が不安や焦りを抱えながら生活しています。強いストレスを受けたときに脳から分泌（ぶんぴつ）されるアドレナリンなどのホルモンが、インスリンの働きを弱めてしまうのです。これは精神的なストレスだけでなく、ケガや病気などによる身体的なストレスでも起こります。

二つめは「**妊娠**」。妊娠中に胎盤から分泌されるホルモンは、インスリンの働きを妨げることがわかっています（47ページ参照）。

三つめは「**メタボリックシンドローム**」。いわゆるメタボになると、おなかにたまった内臓脂肪からアディポカインという生理活性物質が分泌され、インスリンの働きが妨げられます。また、内臓脂肪が増えると、インスリンの効きをよくするアディポネクチンという生理活性物質の分泌が減少します。

（小田原雅人）

Q8 日本人はインスリンの分泌量がもともと少ないと聞きましたが、なぜですか？

実は、**人種によってインスリンの効き（感受性という）や分泌量（分泌能という）が違います。**米国スタンフォード大学、スウェーデン・ルンド大学、北里大学の研究チームは、さまざまなコホート研究（分析疫学の一つ）を解析し、３人種（東アジア人・黒人・白人）のインスリンの働きの違いを発見しました。

東アジア人は、３人種の中でインスリンの感受性が最も高いものの、分泌能は最も低いという特徴があります。黒人は、３人種の中でインスリンの感受性は最も低いものの、分泌能は最も高いという特徴がありました。そして、白人のインスリンの働きは、東アジア人と黒人の中間の特性を持っていたのです。したがって日本人は、黒人や白人に比べて、生まれつきインスリンの分泌量が少ないことになります。

ちなみに、以前から日本人を含む東アジア人は、白人よりも肥満が少ないにもかかわらず糖尿病にかかりやすい、と指摘されていました。その理由は、人種ごとのインスリンの効きや分泌量の違いにありそうです。

（小田原雅人）

Q9 インスリンの分泌量は、どのような要因で減ってしまいますか？

インスリンは、すい臓のランゲルハンス島という部位にあるβ(ベータ)細胞によって作られます。インスリンの分泌(ぶんぴつ)量が減るのは、このβ細胞の働きが悪くなるからです。

β細胞が衰えるのは、加齢や妊娠、あるいは食べすぎ・運動不足などで高血糖の状態が続くと、すい臓が無理にインスリンを分泌して疲弊するからです。

健康な人は、食事をとって血糖値が上昇しても、すぐにすい臓からインスリンが分泌され早期に血糖値は正常レベルまで下がります。そのため、β細胞の負担は少ないのです。ところが、インスリンの効きが悪かったり、高血糖の状態が続いたりすると、β細胞は休んでいるひまがありません。

さらに、高血糖の状態が続いて血液中のブドウ糖がエネルギーとして効率よく使われなくなると、肝臓や筋肉に貯蔵されていたグリコーゲンや体脂肪がブドウ糖に戻り、さらに血糖値が高くなるという悪循環に陥ります。

その結果、β細胞が疲弊して働きが衰え、糖尿病を発症するのです。（小田原雅人）

Q10 インスリン抵抗性とはなんでしょうか？

インスリン抵抗性とは、すい臓からインスリンは十分に分泌(ぶんぴつ)されているのに、その効きが悪いため、血糖値を調整する働きをうまく発揮できない状態のことです。なぜ、インスリンの効きが悪くなってしまうのでしょうか。

本来、インスリンは、細胞膜にあるインスリン受容体と結合することで血糖値を調整しています。インスリン受容体は、いわば細胞内にブドウ糖を取り込むときのスイッチのようなもの。インスリンとインスリン受容体が結合すると、それに反応して細胞内から糖輸送担体（グルコーストランスポーター、ＧＬＵＴともいう）が現れます。そして、糖輸送担体がブドウ糖を捕らえて細胞内に運び入れるのです。

しかし、インスリン受容体や糖輸送担体の働きが悪くなると、インスリンが分泌されても血液中のブドウ糖が細胞にうまく取り込まれなくなります。それがインスリンの効きが悪くなっている状態、すなわちインスリン抵抗性です。

インスリン抵抗性は、メタボリックシンドローム、食べすぎ、運動不足、加齢、ストレスなどが原因で起こると考えられています。

（小田原雅人）

Q 11

糖尿病は1型と2型に分類されていますが、どう違うのでしょうか？

糖尿病は、いくつかの種類に分かれます。そのうち主なものは「1型糖尿病」と「2型糖尿病」です。

1型糖尿病は、インスリンを分泌（ぶんぴつ）するすい臓のβ（ベータ）細胞が自分の免疫反応などにより壊れてしまい、分泌量が不足することで発病します。子供や若い人に多く見られますが、自己免疫反応によるものと、その他の原因がよくわからないものがあります。

2型糖尿病は、すい臓の働きは正常なのに肥満や食べすぎ、運動不足などの悪影響でインスリンの分泌量が減ったり効きが悪くなったりして発病します。日本人の糖尿病はほとんどが2型で、糖尿病の患者さんの90％以上を占めます。（小田原雅人）

1型・2型の比較表

	1型糖尿病	2型糖尿病
発症年齢	比較的若い人に多いが、全年齢で発症	中高年以降に多い
症状	突然、症状が現れて発病する	症状は乏しく、無意識のうちに進行
体型	やせ型が多い	肥満型が多い。中には、やせ型もいる
原因	すい臓のβ細胞が自己免疫などで破壊	よくない生活習慣や遺伝で起こる
治療	インスリン療法が必須	食事療法、運動療法が中心。薬物療法の併用も多い

Q12 妊娠糖尿病や二次性糖尿病などもあるそうですが、くわしく教えてください

まず「妊娠糖尿病」は、妊娠してから高血糖の状態になり、初めて糖尿病の診断を受けた場合をいいます。それに対して、もともと糖尿病と診断されていた女性が妊娠した場合には「糖尿病合併妊娠」といって、区別します。

妊娠糖尿病の特徴は、多くが一時的な高血糖状態であり、出産後に血糖値が正常化しやすいこと。とはいえ、本格的な糖尿病に移行したり、胎児に影響したりするため、妊娠糖尿病では血糖値を正常範囲内にコントロールすることが重要です。

次に「二次性糖尿病」は、ほかの病気や薬の副作用が原因で発症します。主な原因は、すい臓の病気（すい炎など）、肝臓の病気（慢性肝炎など）、内分泌疾患（甲状腺機能亢進症など）、感染症（先天性風疹など）、免疫機序によるまれな病態（インスリン自己免疫症候群など）、遺伝的症候群（ダウン症など）や、グルココルチコイド（副腎皮質ホルモンの一種）・インターフェロンなどの薬剤です。二次性糖尿病の場合、こうした病気の治療や、原因となる薬剤の中止が必要になります。

（小田原雅人）

Q13 お菓子などの甘い物を食べなければ糖尿病にはなりませんか?

確かに、砂糖をふんだんに使った甘いお菓子を食べないようにすれば、その分、糖尿病を発症するリスクは減らせるでしょう。

しかし、糖質が含まれているのは、砂糖だけではありません。私たちが主食としているご飯、パン、めん類の主な栄養成分は炭水化物(糖質と食物繊維)なので、ご飯などを過食して糖質をとりすぎると糖尿病を招くことになりかねません。

ちなみに、三大栄養素のエネルギー量の理想的な摂取割合は、炭水化物が50~65%、たんぱく質が13~20%、脂質が20~30%です。現代の日本人の平均的な炭水化物の摂取割合は58%であり、三大栄養素のバランスも取れているので、多くの人は現在の主食量をキープすることで糖尿病を予防することにつながるでしょう。

とはいえ、一食でご飯を2~3杯お替わりしたり、主にパンやうどん、そうめんだけでおなかを満たしたりする人も少なくありません。糖尿病を未然に防ぐためには、主食のとりすぎにも注意してください。

(小田原雅人)

Q14 糖分だけでなく、カロリーのとりすぎも問題視されるのはなぜですか？

カロリーの高い食事は、たいてい油っぽく、こってりとしており、脂質が多く含まれています。脂質を摂取しても食直後の血糖値は上昇しませんが、肥満になりやすいという別の問題点があります。

肥満の中でも、おなかに内臓脂肪がたまる**メタボリックシンドロームは糖尿病を招く悪しき温床なので、内臓脂肪が蓄積されやすい脂質のとりすぎには十分に気をつけなければなりません**（45ジ参照）。**さらに、脂質のとりすぎはインスリン抵抗性**（39ジ参照）**を高めてしまう**要因になります。

また、カロリーの高い食事は、主食などの炭水化物の摂取量も比較的多くなりがちです。そのため、糖尿病の食事療法では、主にカロリー制限食が指導されます。食品に含まれる糖質の摂取量も過剰にならないようにする必要がありますが、食事全体の総カロリー量を減らすことも重要です。

ですから、食事で摂取するカロリー量は常に意識してください。

（小田原雅人）

Q15 糖尿病になりやすいのは、どんな人ですか?

糖尿病の発症にはさまざまな要因が関係していますが、患者さんにはいくつかの共通した特徴が見られます。それは次のとおりです。

- 肥満、メタボリックシンドロームである
- 過食がクセ。いつも満腹になるまで食事をとる
- 運動不足。一日じゅう家の中で過ごすなど、座っている時間が長い
- 家族や親戚（しんせき）に糖尿病にかかった人がいる
- 強いストレスを抱えている
- 中高年、あるいは高齢者である
- 妊娠している

これらに複数該当している人は、糖尿病を発症するリスクが大きいといえます。

ところで、糖尿病の人は、高血圧や脂質異常症などのほかの生活習慣病を合併していることが少なくありません。血圧や中性脂肪値が高い人も、糖尿病にかかりやすいといえるでしょう。

（小田原雅人）

Q16 太ると糖尿病になりやすいのはなぜ？特に要注意の肥満タイプがあるそうですが？

肥満は、糖尿病を招く最大の要因といってもいいでしょう。いうまでもなく、肥満になると体に余分な脂肪がつきます。体脂肪は、皮膚と筋肉の間にたまる「皮下脂肪」と、おなかの腸間膜にたまる「内臓脂肪」に大別されます。このうち、糖尿病の引き金になると考えられているのは内臓脂肪のほうです。

おなかに内臓脂肪がたまると、アディポカインという生理活性物質が分泌され、インスリンの働きが妨げられます。さらに、インスリンの効きをよくするアディポネクチンという生理活性物質の分泌が減少します。その結果、血液中のブドウ糖が肝臓や筋肉へスムーズに取り込まれなくなり、糖尿病を引き起こすのです。

また、過剰にたまった内臓脂肪は、高血圧や脂質異常症を招く原因にもなります。

内臓脂肪がおなかにたまり、生活習慣病を合併している状態をメタボリックシンドロームといいます。おなかがポッコリと張り出した、いわゆるメタボ腹の内臓脂肪型肥満は、糖尿病の危険サインと考えてください。

（小田原雅人）

Q17 年を取るほど糖尿病になりやすいそうですが、なぜですか？

わが国の糖尿病の90％以上を占める2型糖尿病の患者さんは、男女とも中高年に差しかかるころから増えはじめ、65歳以上になると一気に急増します。

このように、年を取るほど糖尿病を発症しやすくなることには、いくつかの理由が考えられます。

一つめは、老化による**体の機能全体の衰え**です。すい臓が衰えれば、血糖値を調整するインスリンの分泌（ぶんぴつ）量が低下します。また、肝臓や筋肉が衰えれば、血液中のブドウ糖を細胞内に運ぶ糖輸送担体の働きも悪くなります。つまり、年を取るにつれて糖代謝の働きが衰え、血糖値が上がりやすくなるわけです。

二つめは、**活動性の低下**です。加齢で体力が衰えると、あまり出歩かず、自宅に引きこもって生活する人が多くなります。日常生活の活動性が低下し、慢性的な運動不足に陥ったら、血液中のブドウ糖はエネルギーとして十分に消費されません。

これでは、糖尿病が多発するのも無理はないでしょう。

（小田原雅人）

Q18 妊娠すると糖尿病になる人がいるのはなぜですか？

妊娠した女性の7～9％は「妊娠糖尿病」（41ページ参照）を発症するといわれています。その原因は、まだくわしく解明されていませんが、今のところ有力な説は、胎盤からインスリンの働きを妨げるホルモンが分泌（ぶんぴつ）されるのではないかということです。

そもそも、妊娠中の女性は、おなかの中の赤ちゃんを発育させるため、妊娠前に比べてカロリー摂取量が多くなります。とりわけ、妊娠後期では1日当たり450キロカロリーを余分にとらなければならないうえ、おなかが重くなって活動量が低下するため、インスリンの効きが悪くなります。

このように過度のカロリー摂取や運動不足によってインスリンの働きが妨げられたら、糖尿病を発症するリスクが大きくなるのも当然でしょう。

妊娠糖尿病は一時的な糖代謝異常であることが多いのですが、妊娠高血圧症候群を併発したり、流産、巨大児（体重4000グラム以上）の出産など赤ちゃんに悪影響が及ぶこともあるので、妊娠中に適切な治療を受けることが大切です。

（小田原雅人）

Q19 睡眠不足が続くと糖尿病になりやすいのはなぜですか？

慢性的な睡眠不足は、私たちの健康にさまざまな悪影響を及ぼします。実は、睡眠不足は、糖尿病を招く要因の一つと考えられています。**睡眠不足が糖尿病の引き金になるのは、血糖値を調整するインスリンの効きが悪くなってしまうからです。**

睡眠不足と糖尿病の関係を示す、海外の興味深い研究を紹介しましょう。米国コロラド大学の研究者は、36人の健康な男女を3グループに分けて試験を実施。Aグループには毎晩9時間まで寝てもらい、Bグループには毎晩5時間だけ寝てもらい、Cグループには最初の5日間は5時間寝てもらい、週末は好きなだけ寝てもらい、再び2日間は5時間寝てもらいました。すると、睡眠不足に陥ったBグループとCグループではインスリン抵抗性（39ページ参照）が高まっており、夕食後のカロリー摂取量や体重も増えていたのです。

つまり、睡眠不足になるとインスリンの効きが悪くなるうえ、メタボリックシンドロームになる危険も大きくなるといえます。

（小田原雅人）

Q20 ストレスも糖尿病の一因になるというのは本当ですか?

心身のストレスは、糖尿病を招く要因の一つです。

不安や焦り、怒りなどの**精神的ストレス**、あるいは痛みや苦しみなどの**身体的ストレス**を感じたとき、自律神経(意志とは無関係に内臓や血管の働きを支配する神経)の一つである交感神経(体を活発に働かせる神経)が高ぶり、さまざまなホルモンが体内に分泌(ぶんぴつ)されます。その中には、グルカゴンやアドレナリン、甲状腺(せん)ホルモン、コルチゾールといった血糖値を上昇させるホルモンもあるのです。

ですから、**常にストレスを抱えているとインスリンの働きが妨げられ、高血糖の状態が長く続きます。その結果、糖尿病を発症しかねないわけです。**

ストレスを抱えていると過食や偏食、過度の飲酒、不眠など生活習慣の乱れにつながり、やがて肥満になって間接的に糖尿病を招きやすくなります。

実は、本人がストレスに気づいていないことも少なくありません。家族や周囲の人が異変を察知したら、話を聞くなどして心のケアしてあげましょう。(小田原雅人)

Q21 糖尿病は親から子へ遺伝しますか？

1型糖尿病は、日本人ではまれなので、遺伝の影響がはっきりしないこともありますが、少なくとも免疫に関与する遺伝子が発症に関係することがわかっています。

過食や運動不足などのよくない生活習慣が原因で発症する2型糖尿病の場合にも、遺伝的要因が影響しています。ですから、親が2型糖尿病にかかった人は、そうでない人に比べて発症リスクが高いといえます。

とはいえ、2型糖尿病は生活習慣病なので、この発症には遺伝的要因よりも環境的要因の影響のほうが大きいといえるでしょう。

そもそも、同じ屋根の下で暮らし、寝食をともにする親子は生活習慣が同じになりがちです。親が大食漢だったり、インドア生活が好きで運動不足だったりしたら、子供にもそうした生活習慣が身につきます。親子ともに肥満という家庭をよく見かけますが、これは遺伝ではなく、生活習慣の影響によるものです。

親が糖尿病にかかった人は、親のよくない生活習慣を自分も受け継いでいないかを振り返り、思い当たるふしがあれば改めることが大切です。

（小田原雅人）

Q22 糖尿病は高血糖になるばかりか、逆に低血糖にもなりやすいのはなぜですか？

糖尿病の人が低血糖（血糖値が70ミリグラム以下）を起こすのは、血糖降下薬やインスリン注射の作用で必要以上に血糖値が下がってしまったときです。具体的には、次のような場合に低血糖が起こりやすくなります。

- 食事で炭水化物の摂取量が少なくなったとき
- 食前に薬を飲んだり、インスリン注射を打ったりして、食事時間が遅れたとき
- 運動中や運動後。または、空腹で運動したとき
- 薬の服用量、あるいはインスリン注射の使用量が多かったとき
- 飲酒後や入浴後

軽度な低血糖では汗をかいたり、顔色が悪くなったりするだけですが、やがて集中力が低下し、けいれんを起こしたり、昏睡(こんすい)状態に陥ったりすることがあるので注意しなければなりません。低血糖の兆候が現れたら、すぐにブドウ糖10グラム（砂糖なら20グラム）、またはブドウ糖を含む飲料水150～200ミリリットルを飲んでください。（小田原雅人）

Q23 妊娠・出産は糖尿病の治療中でも無事にできますか？

妊娠中に高血糖の状態が続くと、おなかの赤ちゃんが巨大児（体重4000グラム以上）になる可能性が高く、出産リスクが大きくなることから、ひと昔前まで糖尿病の治療中の女性は、妊娠・出産が困難とされていました。

ところが最近は、**計画的な血糖値コントロールを厳密に行うことで、比較的安全に妊娠・出産ができるようになっています。**ただし、いくつか注意点があります。

一つめは、飲み薬の血糖降下薬をインスリン注射に変更しなければならないこと。血糖降下薬は胎児に悪影響が及ぶ恐れがあるため、この悪影響が少ないインスリン注射を行う必要があるのです。

二つめは、網膜症や腎症（じんしょう）などの合併症が妊娠中に悪化する危険があること。妊娠前に合併症の有無を必ず調べるようにしてください。

三つめは、妊娠時高血圧症候群を防ぐために体重をあまり増やしてはいけないこと。妊娠中の体重は、食事療法や運動療法でコントロールします。

（小田原雅人）

Q24 糖尿病は治療すれば完治する病気ですか？

糖尿病は、残念ながら、完治を望むことはできない病気です。

一時的な糖代謝異常が原因で発症する妊娠糖尿病は完治することも多いのですが、**1型糖尿病や2型糖尿病の人は、生涯にわたって治療が必要になると考えてください。**

というのも、1型糖尿病や2型糖尿病は、主にインスリンを作っているすい臓のβ（ベータ）細胞が疲弊したり、死滅したりすることで起こり、ひとたびダメージを受けたβ細胞は十分には回復しないからです。しかも、加齢でβ細胞は徐々に減少していきます。

最近は、β細胞を増殖する再生医療の研究や治療薬の開発が進められていますが、実用化されるのは、まだ先になるでしょう。

ですから、糖尿病の人は、血糖降下薬の服用（あるいはインスリン注射の使用）を続けながら、食事療法、運動療法で血糖値を正常範囲内にコントロールして合併症を予防し、ＱＯＬ（生活の質）を維持することが重要になります。

毎日の血糖値のコントロールがうまくいっていれば、たとえ完治しなくても、健康な人とほとんど変わらない生活を送ることができます。

（小田原雅人）

Q25 糖尿病になると新型コロナなどの感染症になぜかかりやすい？ 対策は？

２０２０年にパンデミック（世界的大流行）が起こった新型コロナウイルス対策として厚生労働省は、高齢者、妊婦および基礎疾患（しっかん）のある人が重症化しやすいとして、国民に注意喚起を促しました。

ここでいう基礎疾患とは、糖尿病、心臓病、ＣＯＰＤ（慢性閉塞（へいそく）性肺疾患）のことです。**そうした基礎疾患のある人はすでに全身の血管が衰えており、新型コロナウイルスに感染すると肺炎を発症して死にいたる危険が大きいと考えられています。**

さらに、糖尿病の人は、感染症にかかりやすいことも問題です。

健康で元気な人の場合、病原性の細菌やウイルスが体内に侵入しても免疫力（病気から体を守る力）が働き、免疫細胞の白血球が退治しようとします。ですから、免疫力がしっかりとしていると重症化しにくく、同時に抗体（病原体と戦う物質）を獲得できれば、さらに体の抵抗力がアップするわけです。

ところが、糖尿病で高血糖状態が続いている人は、白血球の一種である好中球の働

きが衰えており、病原性の細菌やウイルスが体内に侵入しても免疫力が十分に発揮されません。そのため、糖尿病の人は、新型コロナウイルスをはじめとする感染症にかかりやすく、ひとたび発症すると重症化しやすいのです。

対策としては手洗い・消毒を心がけるなど、基本的には健康な人と同じでかまいません。また、新型コロナウイルスの感染・重症化を予防するためには、三密（密閉・密集・密接）をさけるとともに、初期症状である発熱・セキ・息切れ・呼吸困難が起こっていないか、注視することも重要になります。

そうしたことに加え、糖尿病の人は、血糖値を正常範囲内にコントロールすることも忘れないでください。というのも、高血糖の状態が続くと、細菌やウイルスから体を守る好中球の働きがどんどん衰えるからです。また、高血糖状態を放置していると、インスリンを効きにくくするコルチゾールなどのホルモンやサイトカイン（生理活性物質）などが増え、血糖値がさらに上昇するという悪循環を招きます。そうなったら、免疫力はいっそう低下してしまうでしょう。

ですから、糖尿病の人は、食事療法や運動療法に励み、必要な場合は血糖降下薬をきちんと服用して正常範囲を目標に血糖値をコントロールすることが、感染症予防にもつながるのです。

（小田原雅人）

Q26 血糖値が乱高下する「血糖スパイク」が危険と聞きました。くわしく教えてください

糖尿病の患者さんの場合、少し糖質をとっただけでも、血糖値はグッと上昇します。これを、専門的には「血糖スパイク」と呼びます。

ふつう、正常な人の血糖値は食後でも140ミリグラム未満ですが、糖尿病の患者さんがご飯やパンなどの食事をとると血糖値は上昇し、200ミリグラムを超えることもあります。このように、血糖スパイクによって食後血糖値が急上昇すると、血管に障害が起こり、さまざまな合併症の発症にも関連する可能性があります。

慢性的な高血糖はもちろんよくありませんが、血糖スパイクによる食後血糖値の急上昇もさける必要があるのです。

実は、血糖スパイクによる血糖値の急上昇は、糖尿病の患者さんだけでなく、糖尿病予備群の人にも起こります。血糖スパイクは、血管を急激に傷つける可能性もあり、糖尿病の発症を促進させると考えられています。糖質のとりすぎには、くれぐれも注意が必要です。

（小田原雅人）

第2章

症状・病気の進行についての疑問 14

Q 27 糖尿病は発症しても自覚症状がないそうですが、何に注意したらいいのですか?

糖尿病は、さまざまな合併症を引き起こす怖い病気ですが、血糖値がかなり高い状態が続いていても初期のころは全くといっていいほど自覚症状はありません。そのため、健康診断の血液検査や尿検査で体の異常が初めてわかり、医療機関で再検査を受けた結果、糖尿病と診断されるケースがほとんどです。

とはいえ、糖尿病と診断した人の問診では、多くの患者さんが「のどが異様に渇くようになった」「尿のにおいが甘くなった」「休んでも体の疲れが取れない」「たくさん食べているのにやせる」といった、なんらかの体の異変を訴えます。実は、このようなちょっとしたことが典型的な糖尿病のサインなのです。

病気で現れる症状は、必ずしも耐えがたい痛みや苦しみとは限りません。いつもとはちょっと違う体の異変に、重大な病気が潜んでいることもあります。特に、糖尿病は自覚症状が乏しいので、右に述べたような体調の変化を察知したら、速やかに医療機関を受診することが肝心です。

（川上正舒）

Q28 糖尿病の初期症状にはどのようなものがありますか？

糖尿病の初期は自覚症状に乏しいのですが、やがて体の異常に気づくようになります。主な初期症状は、左上の表のとおりです。このうち、比較的わかりやすいのは体の疲労感でしょう。また、**皮膚がかゆくなったり、傷が治りにくくなったりするのも**多く見られる初期症状です。

目のかすみは網膜症、手足の感覚低下は神経障害のサインと考えられます。そうした症状が現れたらすぐに医療機関で検査を受け、合併症の有無を調べてください。

糖尿病になると免疫力（病気から体を守る力）が低下するので、感染症にかかりやすくなります。**カゼを引きやすくなった人も**糖尿病が疑われます。

（川上正舒）

糖尿病の主な初期症状

- **●倦怠感**
  → 体がだるい、疲れやすい
- **●皮膚の異常**
  → 皮膚が乾燥してかゆい、傷が治りにくい
- **●脱水症状**
  → のどが渇きやすい、トイレが近くなる
- **●感覚異常**
  → 手足の感覚が低下、チクチクとした痛みも現れる
- **●感染症**
  → カゼを引きやすい
- **●視力の異常**
  → 目がかすむ
- **●性機能の低下**
  → 勃起障害（ED）が起こりやすくなる

Q29 糖尿病になると尿の回数・量が増える人が多いのはなぜですか？

糖尿病になると、その兆候は真っ先に尿に現れます。具体的には、トイレの回数が多くなる、尿の量が増える、尿から甘いにおいがする、といったことです。

糖尿病になると、私たちの体は血液中にだぶついたブドウ糖を尿といっしょに排出しようとします。そのため、トイレの回数が増え、尿の量が多くなり、ときには尿に糖分が含まれることで甘いにおいがしたりするのです。

このような尿の異常が認められる人は、糖尿病の疑いが濃厚なので、早急に内科で検査を受けたほうがいいでしょう。

ほかにも尿の異常として、尿がいつまでも泡立っている「たんぱく尿」にも注意してください。たんぱく尿は、ふつう腎(じん)機能が低下している人や、腎臓の病気（慢性腎臓病など）の人に現れる尿の異常です。糖尿病の人も、合併症として腎症を併発すると、たんぱく尿が出るようになります。

ふだんから尿に異常はないか、チェックするように心がけましょう。

（川上正舒）

Q30 糖尿病になるとのどの渇きを訴える人が多いのはなぜ？ 高齢者も自覚できますか？

糖尿病になると、異様にのどが渇くようになります。

Q29で述べたように、糖尿病になるとトイレの回数が多くなるうえ、尿の量も増えます。すると、体が脱水状態になって、のどが渇くというわけです。したがって、糖尿病の人は、こまめに水分を補給することが重要になります。

問題は、高齢の糖尿病の患者さんです。もともと高齢者はのどの渇きを自覚しにくいため、脱水状態に陥りやすい傾向があります。そのため、糖尿病の高齢者の場合、のどの渇きを自覚しない人が多く、重度の脱水症状（高浸透圧高血糖性状態など）を引き起こすことも珍しくありません。ですから、高齢の糖尿病の患者さんは、のどが渇いていなくても意識的に水やお茶をこまめに飲むようにしてください。

ただし、甘いジュースなどの飲料水を常飲するのは厳禁です（低血糖が起こった場合のみ可）。スポーツドリンクにも多量のブドウ糖が含まれていて、常飲すると血糖値が急激に上がり昏睡（こんすい）に至る危険があるので注意しましょう。

（川上正舒）

Q31 糖尿病になると食事をきちんととっていてもやせる人が多いのはなぜですか?

糖尿病の人は、たいてい食欲旺盛で過食の傾向があります。とはいえ、必ずしも肥満というわけではなく、やせている患者さんも数多くいます。また、もともと肥満だったのに、糖尿病の進行とともにやせてしまうケースもあります。

このように糖尿病を発症後にやせる人が多いのは、**体脂肪や筋肉中のたんぱく質がエネルギーとして消費されるからです。**

糖尿病になると、食事をとっても血液中のブドウ糖が筋肉に取り込まれにくくなるため、生命活動に必要なエネルギーが不足します。体のエネルギー源は糖質だけではなく、脂質はケトン体、たんぱく質はアミノ酸からグルコース（ブドウ糖）に代謝され、体のエネルギー源として使われます。そのため、糖質による不足分を補おうとして体脂肪や筋肉中のたんぱく質が分解され、しだいにやせていくのです。

このような人は、食事をきちんととるだけでは不十分で、インスリン不足やインスリン抵抗性（39ページ参照）を改善する治療が必要になります。

（川上正舒）

Q32 糖尿病になると体がだるくなったり疲れやすくなるのはなぜですか？

糖尿病になると、ブドウ糖を効率よくエネルギーにできないので、休んでも疲れやだるさが解消しなくなります。

高血糖で血液中にブドウ糖がだぶついているのにエネルギーが不足するのは、血糖値を調整するインスリンが不足したり働きが悪くなったりして、肝臓や筋肉にブドウ糖をうまく取り込めなくなるからです。細胞に取り込まれない血液中のブドウ糖は、尿といっしょに排出されるのでエネルギーとして消費されることはありません。

また、血糖降下薬やインスリン注射の作用で低血糖（血糖値が70ミリグラム以下）になった場合にも、体に疲れやだるさ、ひどいときには手足のふるえなどが現れます。

こうした体の疲れやだるさは、血糖値が正常範囲から大きく逸脱し、高血糖あるいは低血糖になったときに現れる症状です。血糖降下薬やインスリン注射を適切に用い、食事療法や運動療法で血糖値をうまくコントロールできていれば、体の疲れやだるさに悩まされるようなことはないでしょう。

（川上正舒）

Q33 高血糖の状態が長く続くと突然意識を失う恐れがあるというのは本当ですか？

糖尿病が進行すると、さまざまな症状が現れるようになります。特に注意しなければならないのは、突然意識を失う「糖尿病性昏睡（こんすい）（ケトアシドーシス）」です。

糖尿病性昏睡は、1型糖尿病と2型糖尿病でそれぞれタイプが違います。

1型糖尿病の場合は「糖尿病性ケトアシドーシス」といって、インスリン注射の使用量が減ったとき、あるいは中止したときなどに、ブドウ糖に替わるエネルギー源として体脂肪がケトン体に分解され、それが血液中に増えたときに起こります。

2型糖尿病の場合は、1型糖尿病タイプのほかに、「高浸透圧性高血糖状態」といって、高血糖の状態が長く続いて脱水状態に陥ったときにも起こります。最初は全身のだるさや腹痛、下痢（げり）などが現れ、さらに血糖値が急上昇すると意識を失います。

高齢者に糖尿病性昏睡が起こると、脱水状態から脳梗塞（こうそく）や心筋梗塞を併発することがあるので非常に危険です。糖尿病の治療を受けている家族や会社の同僚などが昏睡状態に陥ったら、すぐに119番に通報して救急車を呼んでください。（川上正舒）

Q34 糖尿病になると低血糖を招きやすいそうですが、どのような症状が起こりますか？

糖尿病の患者さんの多くは、血糖値をコントロールするために血糖降下薬やインスリン注射を使っています。しかし、これによって必要以上に血糖値が下がると、低血糖（血糖値が70ミリグラム以下）を起こすことがあるので注意が必要です（51ページ参照）。

低血糖になると、血糖値が下がるにつれて症状が変化します。

まず、血糖値が50～70ミリグラムのときは「交感神経症状」といって発汗、頻脈、不安感、手のふるえ、顔色の悪さなどの症状が現れます。

次に、血糖値が50ミリグラム程度まで下がると「中枢神経症状」といって頭痛、目のかすみ、集中力低下、生あくびなどの症状が現れます。

さらに、血糖値が50ミリグラム以下になると、脳のエネルギー不足が深刻になって中枢神経症状が重くなり、けいれんが起こったり、昏睡（こんすい）に至ったりします。ここまで低血糖が悪化したら、生命に危険が及びかねません。

できるだけ早い段階で異常を察知し、対処することが大切です。

（川上正舒）

Q35 低血糖を防ぐ方法はありますか？ もし発症したら、どう対処したらいい？

低血糖は、医師の処方どおりに血糖降下薬を服用したり、インスリン注射を使用したりしても起こることがあります。ですから、低血糖を経験した人は、そのときの状況を振り返り、再発しないように気をつけることが重要になります。

一般的に、低血糖の原因として多いのは、食事を抜いたり、運動をやりすぎたりすることです。低血糖が起こる人は、三食を毎日きちんととること、空腹時の運動をさけることを心がけてください。また、主治医に相談して、薬の量などを適切に調整してもらうことも重要です。

低血糖の症状が起こったら、すぐにブドウ糖10グラム（砂糖なら20グラム）、またはブドウ糖を含む飲料水150〜200ミリリットルを飲んでください。そのあと15分間くらいは安静にします。外出するさいは、ブドウ糖やアメを常に持ち歩くといいでしょう。

なお、本人の意識がはっきりとしない場合、家族や周囲の人は一刻も早く救急車を呼んでください。

（川上正舒）

Q36 糖尿病を放置すると合併症を招くそうですが、どんな合併症がありますか？

糖尿病がやっかいなのは、高血糖によって目・腎臓・手足など全身に張りめぐらされた細い血管に障害が起こって、合併症を次々と招くことです。

特に深刻なのは、以下にあげる糖尿病の三大合併症です。

①糖尿病性網膜症

目の奥にある網膜（光を感知する眼球の奥の組織）の細くて破れやすい血管が新たに生じて、これが出血すると視力を著しく低下させるだけでなく、失明することもあります。実際に、糖尿病性網膜症は、成人の中途失明原因の第3位を占めています。

ほかにも、糖尿病になると白内障、緑内障を合併することがあります。

②糖尿病性腎症

腎臓に密集した細い血管がダメージを受けると、血液をろ過する腎臓の働きが著しく低下します。その結果、腎不全に至り、人工透析が必要になることがあります。糖尿病性腎症は、人工透析が必要になる原因の第1位です。なお、最近は糖尿病の人に起こる腎臓病を「糖尿病性腎臓病」と呼んでいます（183ページ参照）。

③糖尿病性神経障害

手足の細い血管が障害されると、しびれや痛み、感覚の鈍麻、立ちくらみ、発汗異常、下痢、便秘、勃起不全（ED）などの症状が現れます。また、足に傷ができて気づかずにいると、壊疽（体の組織の一部が死滅すること）が起こって切断を余儀なくされることもあります。

さらに、糖尿病になって高血糖状態が続くと細い血管だけでなく、動脈のような太い血管にも障害が起こり、動脈硬化（血管の老化）が進むことも問題です。動脈硬化が進行すれば、**心臓病**や**脳卒中**といった命取りの大病に直結しやすくなります。

ほかにも、糖尿病になると**認知症**、**がん**、**インフルエンザ・肺炎・結核**などの感染症、**水虫**、**皮膚炎**などの皮膚病、**歯周病**などの口腔病を併発しやすくなることもわかっています。まさに、糖尿病は万病のもとといえるでしょう。

こうした合併症を未然に防ぐためには、血糖降下薬の服用（あるいはインスリン注射の使用）、食事療法、運動療法を続け、血糖値を上手にコントロールして正常範囲に保つことが重要です。そうすれば、糖尿病の進行だけでなく、さまざまな合併症も予防できるでしょう。

（小田原雅人）

Q37 糖尿病になると動脈硬化が進むそうですが、それによって起こりうる病気は？

糖尿病になると全身の血管の老化が進みます。それは細い血管だけでなく、心臓から送られた血液を全身に行き渡らせる動脈も例外ではありません。

高血糖で動脈硬化（血管の老化）が進むと、心臓の血管（冠動脈）が細くなり、**狭心症**や**心筋梗塞**が起こりやすくなります。実際に、糖尿病の人が心筋梗塞を起こすリスクは、健康な人に比べて3倍以上と報告されています。

動脈は、体のさまざまな部位につながっており、脳の血管で動脈硬化が進むと、**脳卒中**（主に脳梗塞）が起こりやすくなることも知られています。脳梗塞は、**半身マヒ**や**失語症**、**認知症**などの後遺症が残ることが多く、要介護原因の1位になっています。重い後遺症が残るとＱＯＬ（生活の質）は大幅に低下してしまいます。

足の血流が妨げられる**閉塞性動脈硬化症**も、糖尿病で発症する血流障害の一つです。主な症状は間欠性跛行（しばらく歩くと足が痛み歩けなくなる症状）ですが、足に壊疽（体の組織の一部が死滅すること）が起こる原因にもなります。

（小田原雅人）

Q 38 糖尿病になると認知症になりやすいといいますが、なぜですか？

糖尿病を発症すると、脳血管性認知症、アルツハイマー型認知症のどちらも起こりやすくなります。

糖尿病で脳血管性認知症が起こりやすくなるのは、糖尿病の合併症として脳梗塞が多発するからです（69ページ参照）。脳梗塞になると、脳血管がつまったところの脳の神経細胞が死滅し、認知機能に障害が起こるのです。

一方、アルツハイマー型認知症が起こりやすくなるのは、インスリン抵抗性（39ページ参照）が関係していると考えられています。アルツハイマー型認知症は、アミロイドβという毒性のあるペプチド（アミノ酸の結合物質）が脳にたまることで発症します。脳にアミロイドβがたまると老人斑というシミのようなものが形成されますが、インスリンの効きが悪い人では、この老人斑の形成が進むことがわかっています。

ですから、高齢者は、脳血管性認知症や、アルツハイマー型認知症を併発しないように糖尿病の治療をしっかりと受けましょう。

（小田原雅人）

Q39 糖尿病になるとがんになりやすいと聞きましたが、本当ですか？

国内外の研究によると、糖尿病の人は、健康な人に比べてがんの発症率が20％ほど高いと報告されています。数あるがんの中でも、日本人の糖尿病の患者さんがかかりやすいのは大腸がん、肝臓がん、すい臓がんです。

糖尿病の人のがん発症率が高い理由は、まだはっきりと解明されていませんが、おそらく次の三つが関係しているのではないかと推察されています。

- インスリン抵抗性が起こると、過剰分泌（ぶんぴつ）されたインスリンの血中濃度が高くなり、それによって発がんを招く可能性がある
- 高血糖による酸化ストレスが発がんを招く可能性がある
- 全身の血管の慢性的な炎症が発がんリスクを高める可能性がある

糖尿病とがんは、どちらも生活習慣と密接に関係している病気です。糖尿病の人にすすめられる食事療法、運動療法、体重管理、禁煙、節酒は、がんの予防にも役立つのではないかと考えられています。

（小田原雅人）

Q40 糖尿病の人が重症化しやすい新型コロナなどの感染症を防ぐにはどうしたらいい？

糖尿病になると免疫力（病気から体を守る力）が低下し、病原性の細菌やウイルスが原因で起こる感染症にかかりやすくなります。

ひと口に感染症といっても、カゼやインフルエンザをはじめ、尿路疾患の膀胱炎、腎盂腎炎、皮膚病の水虫・カンジダ症、口腔病の歯周病などがあります。

とりわけ、糖尿病の人はカゼを引きやすく、重症化すると気管支炎や肺炎を併発する傾向があります。これは世界じゅうで猛威を奮う新型コロナウイルスに感染した場合も同じで、糖尿病の人は重症化しやすく肺炎などで死亡する危険が高まります。

糖尿病の人が感染症を予防する一番の手立ては、血糖値をコントロールして正常範囲に保つことです。血糖値が安定していれば、病原性の細菌やウイルス、真菌（カビ）に対する体の抵抗力がアップします。

また、**ワクチンなどの予防接種を受けることも重要です。**特に、糖尿病の高齢者は、インフルエンザワクチンを毎年定期的に接種してください。

（小田原雅人）

第3章

検査・診断についての疑問15

Q41 血糖値の検査が糖尿病の診断で必須とされているのはなぜですか？

血糖値とは、血液中のグルコース（ブドウ糖）の濃度です。健康な人の場合、血糖値は食事から糖質を摂取すると上昇するものの、血糖値を調節するインスリンというホルモンがすい臓から分泌（ぶんぴつ）されることによって、数時間たてばもとの正常値（正常な空腹時血糖値は110ミリグラム未満）に戻ります。

ところが、糖尿病を発症すると、インスリンの分泌量が減ったり、効きが悪くなったりして血糖値が上昇し、血管が障害されます。ですから糖尿病の診断では、患者さんの血液を採取して血糖値を測る必要があるのです。

糖尿病の血液検査では、「空腹時血糖値（朝10時間以上食事をとらない状態の血糖値）」、「75グラム経口ブドウ糖負荷試験による血糖値（空腹時に75グラムのブドウ糖を飲み、30分後、1時間後、2時間後に測定した血糖値）」、「随時血糖値（食事時間とは無関係に測定した血糖値）」のいずれかと、「ヘモグロビンA1c値（過去1～2カ月間の血糖値の推移を示す指標）」を調べることになります。

（川上正舒）

Q42 糖尿病は血糖値とヘモグロビンA1cで診断されますが、それぞれの基準値は？

糖尿病の検査では、空腹時血糖値、75グラム経口ブドウ糖負荷試験による血糖値、随時血糖値のいずれかと、ヘモグロビンA1c値を組み合わせ、正常型なのか糖尿病型なのかを判定します。それぞれの基準値は、左上の表を参照してください。

ふつう、健康診断の血液検査では、空腹時血糖値とヘモグロビンA1cが測定され、糖尿病型と判定されたら、医療機関で再検査を受けることになります。

再検査では、75グラム経口ブドウ糖負荷試験が行われ、時間の経過で血糖値がどのように変化するのかを調べます。さらに、随時血糖値を測定することで、食後血糖値の推移がさらによくわかります。（川上正舒）

血液検査の各基準値

●空腹時血糖随
→110mg／dL未満で正常型
→126mg／dL以上で糖尿病型

●75グラム経口ブドウ糖負荷試験 2時間血糖値
→140mg／dL未満で正常型
→200mg／dL以上で糖尿病型

●随時血糖値
→200mg／dL以上で糖尿病型

●ヘモグロビンA1c値（NGSP値）
→5.6％未満で正常型
→6.5％以上で糖尿病型

※正常型、糖尿病型に該当しない場合は、境界型と判定される（85ページ参照）

Q43 血糖値は一定でなく「日内変動」をくり返すそうですが、どのように変動しますか？

血糖値は、糖質を摂取すると上がり、インスリンの分泌と作用によって徐々に下がっていきます。ですから、血糖値は一定ではなく、食事をとるたびに上がったり下がったりをくり返しているわけです。これを「日内変動」といいます。

持続グルコースモニタリング（CGM。89ページ参照）で正常な人、初期の糖尿病の人、進行した糖尿病の人の血糖値の日内変動を測定したのが左ページのグラフです。いずれも食事前は血糖値が下がっていますが、食後に上がって1～2時間後にピークに達し、それから徐々に下がります。ですから、グラフ上では三つの山ができます。

しかし、血糖値が緩やかに変動する正常な人に比べて、初期の糖尿病の人は食後血糖値が急上昇しています。これは血糖スパイク（56ページ参照）を起こしているからです。さらに、進行した糖尿病の人は、朝食後から高血糖状態が続き、昼食後・夕食後に血糖スパイクを起こすたびに血糖値が異常に高くなります。つまり、糖尿病は進行するほど、血糖値のコントロールが難しくなってしまうのです。

（川上正舒）

血糖値の「日内変動」の比較

健康な人

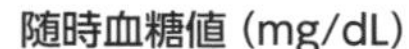

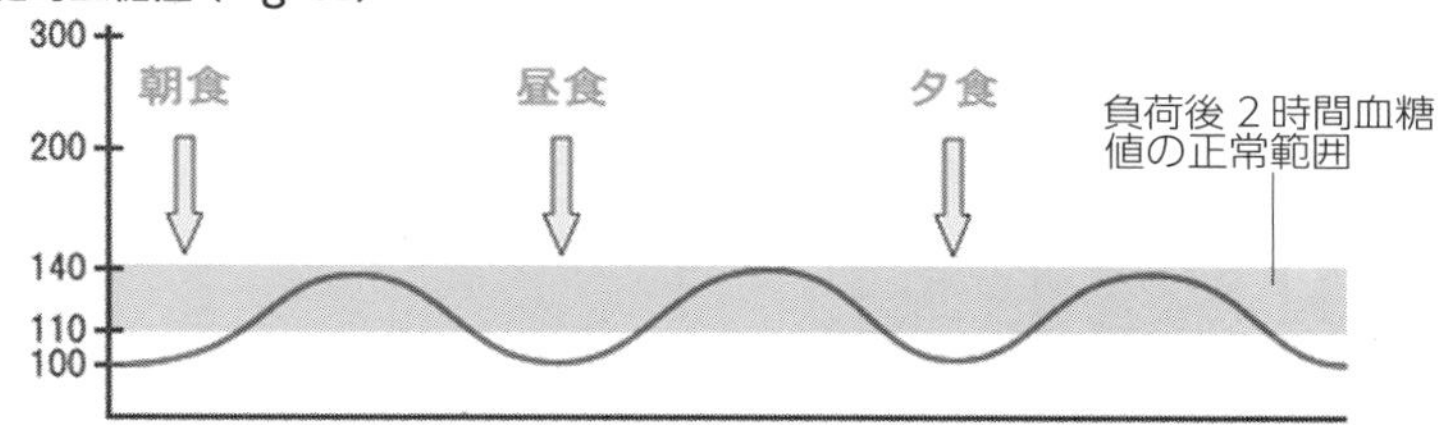

健康な人は、食後緩やかに血糖値が上昇し、ピークに達すると緩やかに下降する。その推移は、負荷後2時間血糖値の正常範囲以下にとどまる。

初期の糖尿病の人

随時血糖値 (mg/dL)

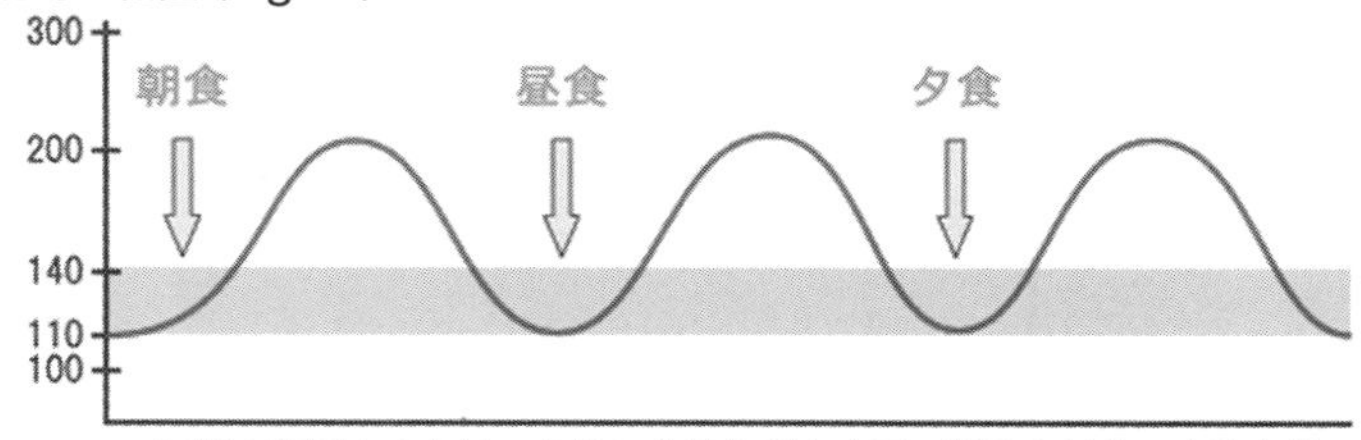

初期の糖尿病の人は、食後に血糖値が急上昇。随時血糖値の危険水準である200mg/dLを超える。ピークに達したあとは、おおむね正常高値まで下がる。

糖尿病が進行した人

随時血糖値 (mg/dL)

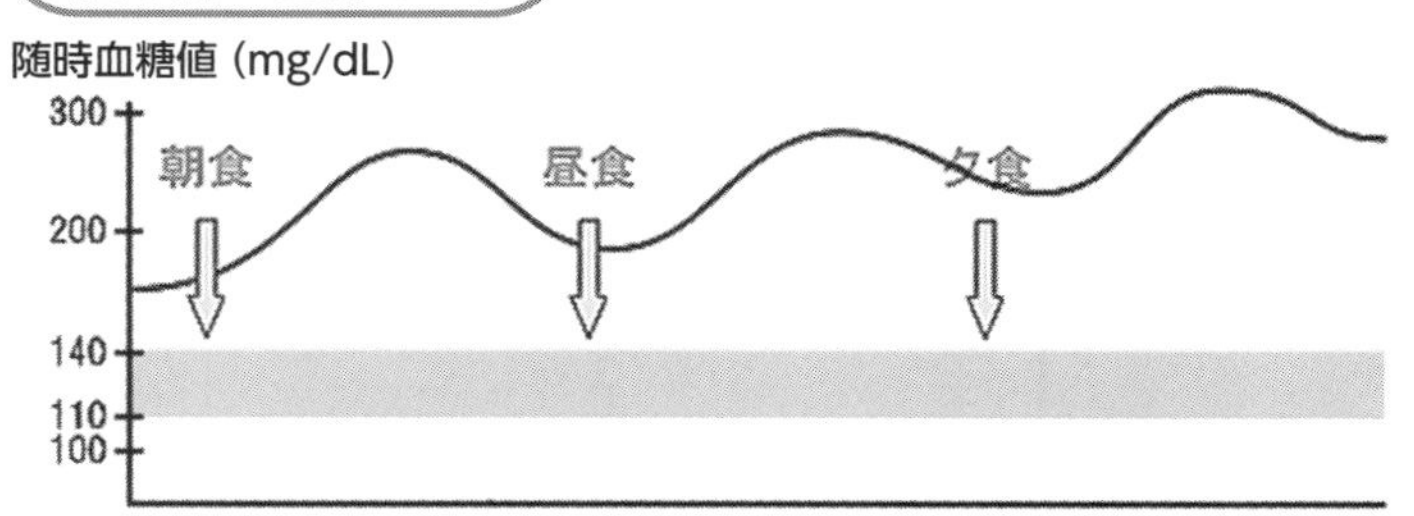

糖尿病が進行した人は、朝食前から血糖値がかなり高く、食後もなかなか下がらない。随時血糖値の危険水準である200mg/dLを超えた状態が長く続く。

Q44 ヘモグロビンA1cが重要な検査といわれているのはなぜですか？

ヘモグロビンA1c値は、血液中の赤血球成分であるヘモグロビンにブドウ糖が結合した割合を示す数値です。

本来、ヘモグロビンは、細胞に酸素を運搬する役割を担っています。血糖中のブドウ糖は、赤血球成分のヘモグロビンに結合しますが、このブドウ糖を結合したヘモグロビンがヘモグロビンA1cというわけです。健康な人のヘモグロビンA1cは5・6％未満ですが、高血糖になるにつれてその数値は上昇します。

ヘモグロビンA1cが、糖尿病の診断で重要視されるのは、採血から2カ月前までさかのぼって血糖値の平均的な推移がわかるからです。それに対し、空腹時血糖値や随時血糖値が高くても、一時的に数値が上がっているだけの可能性があるので、糖尿病の診断では血糖値とヘモグロビンA1cをセットで調べなければなりません。

また、糖尿病の治療で行われる血糖値のコントロールは、ヘモグロビンA1cを6・0未満に下げること（血糖正常化）が目標になります。

（川上正舒）

Q45 ヘモグロビンA1cの基準値が以前よりも甘くなったそうですが、なぜですか？

決して基準値が甘くなったわけではありません。かつて日本では、ヘモグロビンA1cの数値を表す場合に「JDS値」という独自の規格を用いていましたが、2012年から糖尿病診療の国際標準化に伴い、世界の多くの国で使用されている「NGSP値」を用いることになりました。つまり、用いる規格が変わったわけです。

ＪＤＳ値とＮＧＳＰ値は、どちらもブドウ糖が結合したヘモグロビンＡ１ｃの割合を示す数値です。しかし、日本で決められた条件に従って測定したＪＤＳ値は、ＮＧＳＰ値に比べて約０・４％低値となっています。そのため、以前は６・１％未満だったヘモグロビンＡ１ｃによる糖尿病の診断基準が、６・５％未満に変更されたのです。

確かに、数値だけを見れば６・１％→６・５％と糖尿病の診断基準が甘くなったように錯覚してしまうことでしょう。しかし、ＮＧＳＰ値を用いれば、血液検査で測定されるヘモグロビンＡ１ｃの数値はＪＤＳ値よりも０・４％高くなります。つまり、診断基準の水準においてはNGSP値もJDS値も同じなのです。

（川上正舒）

Q46 糖尿病と診断されるまでの流れをくわしく教えてください

糖尿病と診断されるのは、血液検査で血糖値（空腹時血糖値・75グラム経口ブドウ糖負荷試験による血糖値・随時血糖値）とヘモグロビンＡ１ｃがどちらも糖尿病型と判定された場合や、血糖値のみ糖尿病型で糖尿病の典型症状や網膜症が認められる場合です。ヘモグロビンＡ１ｃだけが糖尿病型だったり、血糖値のみ糖尿病型で糖尿病の典型症状や網膜症が認められなかったりする場合は再検査となります（おおむね1カ月以内に行う）。

初回検査で血糖値のみ糖尿病型だった人は、再検査で血糖値とヘモグロビンＡ１ｃの両方、もしくは、どちらかが糖尿病型と判定された場合に糖尿病と診断されます。また、初回検査でヘモグロビンＡ１ｃのみ糖尿病型だった人は、再検査で血糖値とヘモグロビンＡ１ｃの両方、もしくは血糖値のみ糖尿病型と判定された場合に糖尿病と診断されます。

ただし、再検査で糖尿病と診断されない場合でも、近い将来、本格的に糖尿病を発症する可能性があります。そのため、3～6カ月以内に再び血液検査を受けなければなりません。

（川上正舒）

糖尿病診断のフローチャート

※「糖尿病診療ガイドライン 2019」(日本糖尿病学会)より

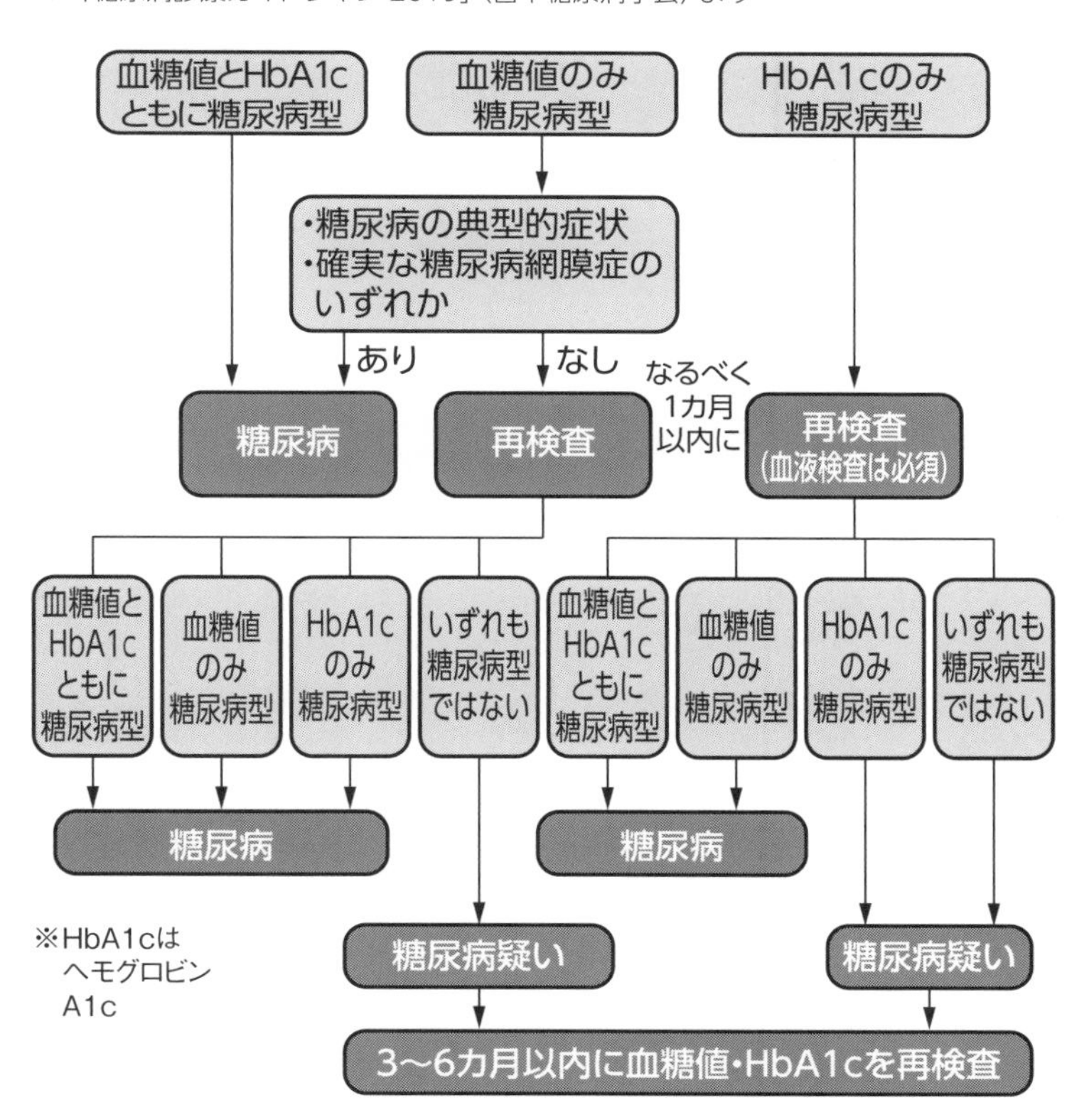

※HbA1cはヘモグロビンA1c

●糖尿病型の判定基準●

- 空腹時血糖値
  → 126mg/dL以上
- 随時血糖値
  → 200mg/dL以上
- 75グラム経口ブドウ糖負荷試験2時間血糖値
  → 200mg/dL以上
- ヘモグロビンA1c値(NGSP値)
  → 6.5%以上

Q47 糖尿病の診断では検査が数回行われるのはなぜですか?

以前は、糖尿病と診断するためには原則として2回の検査が必要でした。ところが2010年に診断基準が改訂され、現在では、初回検査だけで糖尿病の診断を下せるようになっています。

とはいえ、初回の血液検査、つまり血糖値とヘモグロビンA1cのどちらかだけで糖尿病型の数値を示す人も多く、その場合は再検査が行われます(81ページの図参照)。ですから、実際は2回以上検査を受ける人がたくさんいます。

このように**検査が何度も行われるのは、日内変動といって血糖値が1日の中で大きく変わるからです**(76ページ参照)。特に、初期の糖尿病では、空腹時血糖値は正常でも食後に血糖スパイクで血糖値が急上昇するため、ヘモグロビンA1cだけは高いというケースも少なくありません。そのような場合には、75グラム経口ブドウ糖負荷試験で食後血糖値の推移を確認する必要があります。さらに、随時血糖値なども調べることで、より正しい診断を下せるのです。

(川上正舒)

Q48 健康診断を毎年受けています。検査値が正常なら問題ないですか？

毎年受けている健康診断の結果、血糖値（空腹時血糖値）とヘモグロビンA1cがどちらも正常なら、ひとまず問題はないでしょう。

血液検査以外で注意しなければならないのは、尿検査で調べる「尿糖」（血液中のブドウ糖が尿にもれ出てきたもの）の結果です。

尿糖は、血液からブドウ糖をろ過する腎臓（じんぞう）の病気（腎性糖尿）で現れることもあるので、検査結果が陽性だからといって必ず高血糖を伴っているとはいえません。しかし、尿糖が陽性で、血糖値やヘモグロビンA1cが水準上限に近い高めの値（正常高値や境界型）なら、本格的に糖尿病を発症する可能性が高いといえるでしょう。

また、特定健診（いわゆるメタボ健診）で肥満と判定された人も安心できません。たとえ今は血糖値やヘモグロビンA1cが正常でも、いずれ高血糖になって糖尿病を発症する危険が大きいといえます。ですから、特定健診で肥満と判定された人は、食生活の見直しや運動習慣などで体重を適正レベルまで減らしましょう。（川上正舒）

Q49 健康診断で「再検査を病院で受けてください」といわれました。受ける必要はある？

健康診断の結果、再検査が必要となるのは、血液検査で血糖値（空腹時血糖値）とヘモグロビンA1cのどちらかで糖尿病型の数値を示し、糖尿病の典型症状や網膜症がまだ認められていない場合です（81ページの図参照）。そのような人は、紹介状をもらい、病院の内科を受診して再検査を受けなければなりません。

再検査が必要なのは、もっとくわしく血糖値の変化を調べるためです。

血糖値は常に一定ではなく、食事をとるたびに上がったり、下がったりをくり返しています。これを日内変動といいます（76ページ参照）。健康診断のときは大丈夫でも、違う時間帯に血糖値を測定すると糖尿病型と判定されることも少なくありません。

そこで、再検査では75グラム経口ブドウ糖負荷試験が行われます。ブドウ糖をとってから30分後、1時間後、2時間後の血糖値を調べることで日内変動の推移がある程度わかり、糖尿病の正確な診断ができるというわけです。

ですから、再検査をすすめられたら必ず受けてください。

（川上正舒）

Q50 病院での診断の評価は3タイプに分類されるそうですが、どう評価されますか？

健康診断で測定した空腹時血糖値と、再検査の75グラム経口ブドウ糖負荷試験で測定した負荷後2時間血糖値の組み合わせから、「正常型（正常高値）」「境界型」「糖尿病型」のいずれかに評価されます（上の図参照）。

まず、正常高値は、正常型ではあるものの糖尿病に移行しやすい状態です。この段階では、まだ治療の対象にはなりません。

次に、境界型は、糖尿病の一歩手前の状態です。糖尿病を発症する可能性が高く、年1～2回の検査が必要になります。また、食事や運動など生活習慣の見直しも指導されます。

糖尿病型は、すでに病気を発症しているので直ちに治療を開始します。

（川上正舒）

血液検査による3タイプの分類

正常型（正常高値） 正常高値の場合は、75グラム経口ブドウ糖負荷試験がすすめられる。

境界型 糖尿病予備群。年1～2回、定期検査を受けなければならない。

糖尿病型 食事療法、運動療法、薬物療法で血糖値をコントロールする。

●空腹時と負荷後2時間の血糖値による判定区分

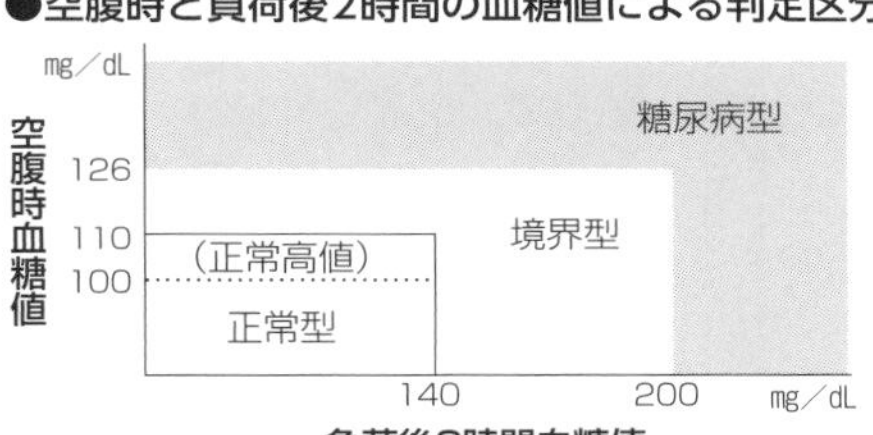

Q51 境界型と診断されました。糖尿病ではないので安心していいのですか？

糖尿病の判定区分である3タイプ（85ページ参照）のうち「境界型」は、正常でもなければ糖尿病でもないグレーゾーンの状態です。

もともと境界型は、WHO（世界保健機関）が糖尿病診断基準に取り入れていたIFG、IGTという分類で、日本もそれにならって採用しています。

境界型では、まだ本格的に糖尿病を発症していないので、血糖降下薬の服用などの治療は行われません。しかし、境界型の空腹時血糖値（126ミリグラム以上で糖尿病型）は110～125ミリグラム、ヘモグロビンA1c（6・5％以上で糖尿病型）は6・0～6・4％と高く、いつ本格的な糖尿病に移行しても不思議ではありません。

そのため、6カ月～1年おきに検査を受ける必要があるほか、食事や運動習慣などの生活習慣を見直して血糖値をコントロールすることが重要になります。そうした心がけが、本格的な糖尿病の発症を未然に防ぐことにつながるのです。

境界型だからといって、決して油断しないでください。

（川上正舒）

Q52 血糖値やヘモグロビンA1cのほかにも検査があるそうですが、どんな検査ですか？

糖尿病の主な検査は、血糖値やヘモグロビンA1cの測定ですが、ほかにもいくつか病気の進行状態を調べる検査があります。それは次のとおりです。

●グルコアルブミン検査……血液中のグルコアルブミン（糖化たんぱく質）を調べる検査です。これにより、過去2週間～1カ月間の血糖値の推移がわかります。

●1・5-AG検査……血液中の1・5-アンヒドログルシトール（尿糖とともに排出される物質）を調べる検査です。数値が低ければ尿糖が増えていると判断します。

●C-ペプチド検査……尿中のC-ペプチド（インスリンの前駆体から作られるたんぱく質）を調べる検査です。どれだけインスリンが分泌（ぶんぴつ）されているのかわかります。

●尿ケトン体検査……尿中にケトン体（脂肪が分解されたときに生じる物質）が出ていないか調べる検査です。陽性の場合、糖代謝に異常があると判断します。

ほかにも、三大合併症（網膜症・腎症（じんしょう）・神経障害）や狭心症・心筋梗塞（こうそく）などの検査を行うことがあります。

（川上正舒）

Q53

血糖値を24時間調べる「血糖トレンド」で隠れ糖尿病が発見できるそうですね?

糖尿病の初期のころは、いつも高血糖状態が続いているわけではなく、食前は健康な人と同レベルまで血糖値が下がっていることが多いのですが、食事をとると血糖スパイク（56ページ参照）が起こって血糖値は急上昇します。こうした日内変動は、健康診断で空腹時血糖値を測定してもわかりません。

糖尿病であるにもかかわらず、空腹時血糖が正常であるために診断からもれてしまう人を「隠れ糖尿病」といいます。隠れ糖尿病の人は、診断を受けるころには重度の糖尿病に進行していることもあるので、早期発見が重要になります。

隠れ糖尿病の有無は、75グラム経口ブドウ糖負荷試験を行って30分後、1時間後、2時間後の血糖値を調べればわかります。

最近は、「血糖トレンド」を見るために、簡易血糖測定器を使った血糖自己測定（SMBG）が可能です。1日7〜8回ほど自己測定すれば、医療機関で検査を受けなくても血糖値の24時間の推移がわかり、隠れ糖尿病の発見に役立ちます。（小田原雅人）

Q54 血糖トレンドの検査「CGM」で糖尿病の進行度もわかりますか？

血糖値の日内変動を調べる血糖トレンドには、簡易血糖測定器を使った「**血糖自己測定（SMBG）**」のほか、「持続グルコースモニタリング（CGM）」による3～10日間の連続測定、「フラッシュグルコースモニタリング（FGM）」による14日間連続測定という三つの方法があります。

SMBGでは針を指先に刺して採血し、血糖値を測定します。一方、CGMとFGMでは皮膚の表面に針を刺し、皮下の間質液に含まれているブドウ糖の量を自動測定します。CGMとFGMは医療機関で行われており、入院または外来で受けることができます。**CGMをすれば、日内変動だけでなく、平日と週末の血糖値の変動の違いもくわしくわかります。**

CGMでは、血糖値の日内変動がリアルタイムに検出されるので、糖尿病の進行度がひと目でわかります（77ページの図参照）。ただし、CGMを受けられるのは血糖値が乱れやすい人、妊娠中の人、手術を受ける人などに限られます。

（小田原雅人）

Q55 合併症の有無を調べる検査にはどのようなものがありますか？

糖尿病の検査では、血糖値やヘモグロビンA1cだけでなく、三大合併症（網膜症・腎症・神経障害）の有無も併せて調べることが大切です。三大合併症の検査には主に次のようなものがあり、異常が認められたら治療の対象になります。

●糖尿病性網膜症

・眼底検査……眼底カメラで網膜の血管に異常がないか調べます。

●糖尿病性腎症（糖尿病性腎臓病）

・尿たんぱく検査……尿中のたんぱく質の量から腎臓の働きを調べます。尿中のアルブミン（ミクロ〈微量〉アルブミン）の量を調べることもあります。

●糖尿病性神経障害

・腱反射検査……ひざ下やアキレス腱を器具でたたき、反応を調べます。

・知覚検査……針で皮膚をつつき、痛覚を調べます。ほかにも、くるぶしに音叉を当てて振動を感じる時間を測定する振動覚検査が行われることもあります。

（川上正舒）

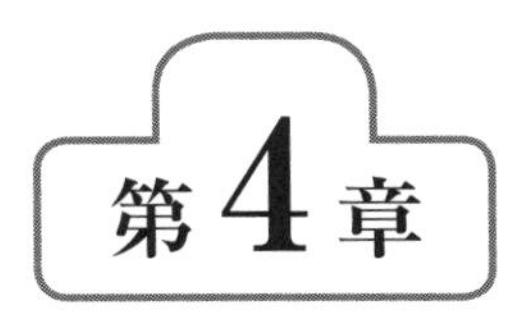

治療についての疑問 15

Q 56

糖尿病と診断されたら、どのような治療が行われますか？

糖尿病と診断されたら、血糖値を正常範囲内にコントロールするための治療が行われます。治療の中心となるのは、食事療法・運動療法と薬物療法です。

とはいえ、1型糖尿病の人と、過食や運動不足などのよくない生活習慣で起こる2型糖尿病の人では、治療の流れが少し違います。

1型糖尿病の場合は、すい臓からインスリンがほとんど分泌(ぶんぴつ)されていないので、インスリン製剤を必要な分注射することが必須(ひっす)です（インスリン療法という）。そのうえで、食事療法や運動療法を行って血糖値をコントロールします。

2型糖尿病の場合は、まだすい臓からインスリンが分泌されていることが多いので、最初に食事療法や運動療法で血糖値のコントロールを試み、それで不十分なときに血糖降下薬を服用したり、インスリン療法を行ったりします。

なお、妊娠糖尿病の場合は、胎児への影響をさけるために、食事・運動療法で不十分なときは最初からインスリン療法を行います（52ページ参照）。

（小田原雅人）

Q57 糖尿病と診断されると必ず薬を飲まなければならないのですか？

Q56で述べたように1型糖尿病と妊娠糖尿病の人は、最初からインスリン療法を行います。ですから、血糖降下薬を服用するのは主に2型糖尿病の人になります。

血糖降下薬には、インスリンの分泌（ぶんぴつ）を促す薬（DPP-4阻害薬など）、インスリンの効きをよくする薬（ビグアナイド薬など）、食後の高血糖を抑える薬（α（アルファ）-グルコシダーゼ阻害薬など）、血液中のブドウ糖を尿といっしょに排泄（はいせつ）する薬（SGLT2阻害薬など）があります。治療では糖尿病の状態を考慮して、これらの薬を1剤あるいは2剤以上組み合わせて用います。

ただし、2型糖尿病だからといって必ずしも血糖降下薬を服用しなければならないわけではありません。むしろ重要なのは、食事療法・運動療法で血糖値を正常範囲内にコントロールすることと、肥満の人は標準体重をめざして減量することです。

実際に、薬を服用しなくても血糖値のコントロールがうまくいっている患者さんはたくさんいます。

（小田原雅人）

Q58 糖尿病治療の基本は食事と運動とされているのはなぜですか？

食事療法と運動療法は、糖尿病治療の基本であり、どちらも血糖値を適切にコントロールするうえで欠かせません。

まず、糖尿病になると食事から摂取した糖質をエネルギーとして利用しにくくなり、高血糖の状態が続いてインスリンを分泌（ぶんぴつ）するすい臓に負担がかかり、動脈硬化（血管の老化）も進んで合併症が起こりやすくなります。そのため、**食事療法で総カロリーを抑制し過剰な糖質の摂取をさけ、食後血糖値の急上昇も抑えなければなりません。**

次に、糖尿病の人は、たいてい運動不足です。肥満の人や筋肉量の減少している人が多く、代謝（体内で行われる化学反応）が低下していてエネルギーの消費量が少なく、高血糖を招きやすい体質になっています。ですから、**適度に運動することで血液中のブドウ糖の消費量を増やし、高血糖を防ぐことが大切です。**

また、近年の研究では、**筋トレと有酸素運動を組み合わせることで、インスリンを使わず血液中のブドウ糖を筋肉内に取り込めること**がわかっています。（小田原雅人）

Q59 糖尿病の治療は年齢によって違いはありますか?

糖尿病の治療では、年齢に関係なく食事療法・運動療法を中心とし、必要に応じて血糖降下薬の服用やインスリン療法が行われます。

血糖コントロールの目標数値（ヘモグロビンA1c値の場合）は、①血糖値の正常化には6・0％未満、②合併症を予防するには7・0％未満、③治療が難しい場合には8・0％未満となっています。ただし、こうした目標数値は、患者さんの年齢や、糖尿病を発症してからの期間、臓器障害の有無、低血糖（65ページ参照）の危険性、サポート体制などを考慮して、医師が個別に設定することになります。

問題は、高齢者（65歳以上）の場合、薬が効きすぎて低血糖を起こしやすいということです。特に、血糖値が50ミリグラム以下になると中枢神経症状が出現して昏睡（こんすい）に陥り、命を落とすこともあります。特に高齢者の場合には、脳血管性認知症やアルツハイマー型認知症を発症していたり、立つ・歩く・座るといったADL（日常生活動作）が低下していたり、ほかに病気を併発したりするケースが少なくありません。

高齢者糖尿病の血糖コントロール目標値

		カテゴリーⅠ		カテゴリーⅡ	カテゴリーⅢ
患者の特徴・健康状態		①認知機能異常 かつ ②ADL(日常生活動作) 自立		①軽度認知障害 ～軽度認知症 または ②手段的ADL低下、 基本的ADL自立	①中等度以上の認知症 または ②基本的ADL低下 または ③多くの併存疾患や 機能障害
重症低血糖が危惧される薬剤(インスリン製剤、SU薬、グリニド薬など)の使用	なし	7.0%未満		7.0%未満	8.0%未満
	あり	**65歳以上75歳未満** 7.5%未満 (下限6.5%)	**75歳以上** 8.0%未満 (下限7.0%)	8.0%未満 (下限7.0%)	8.5%未満 (下限7.5%)

※「高齢者糖尿病の血糖コントロール目標値(ヘモグロビンA1c値)」(日本糖尿病学会と日本老年医学会の合同委員会)より。基本的ADLは着衣・移動・入浴・トイレの使用など、手段的ADLは買い物・食事の準備・服薬管理・金銭管理などを意味する。

そこで、2016年に日本糖尿病学会と日本老年医学会の合同委員会は、**高齢者糖尿病の血糖コントロール目標値**を発表しました。くわしくは、上の表を参照してください。

認知機能やADLの程度、ほかの病気・機能障害の有無などから、カテゴリーⅠ～Ⅲの三つのタイプに分類されます。そして、重症低血糖が危惧される薬を用いているかどうかで血糖コントロール目標値がそれぞれ違っています。

この高齢者糖尿病の血糖コントロール目標値は、あくまで安全に治療を行うための目安であり、実際の目標値は柔軟に設定されます。

例えば、カテゴリーⅠで重症低血糖を招く薬を用いておらず、経過が良好なら血糖コントロール目標値は65歳未満と同じ6・0%未満でもいいことになっています。

(小田原雅人)

Q60　1型糖尿病の治療でも食事と運動は基本ですか？

　1型糖尿病は、自己免疫やその他の原因でインスリンが枯渇してきますが、よくない生活習慣により血糖値のコントロールは悪化します。そこで、1型糖尿病の治療は、インスリンを薬剤で補うためのインスリン療法（インスリン製剤を注射すること）が基本になりますが、よい生活習慣を続けることも必要です。

　1型糖尿病の人が血糖値をうまくコントロールするためには、血糖値を自分で測る血糖自己測定を行い、インスリン製剤の必要量を加減することが重要になります。そうすることで高血糖や低血糖を防ぎ、良好な血糖値を保てます。

　とはいえ、インスリン療法を行っていても、肥満になると注射したインスリン製剤の効きが悪くなることがわかっています。ですから、肥満にならないように食べすぎに注意したり、運動習慣をつけたりすることを心がけるのも大切です。

　インスリン療法を適切に行い、肥満も予防することによって、1型糖尿病の人もふつうに社会生活を送ることができます。

（小田原雅人）

Q61 食事療法や運動を続けるのは苦痛です。薬だけでよくなることはありますか？

1型糖尿病ではインスリン療法が必須（ひっす）となりますが、よい生活習慣を続けることも重要です。

日本人の糖尿病の90％以上を占める2型糖尿病は、食べすぎや運動不足などのよくない生活習慣が原因で発症します。しかも、よくない生活習慣を見直さなければ糖尿病の三大合併症（網膜症・腎症（じんしょう）・神経障害）も招きやすくなります。ですから2型糖尿病の人は、食事療法と運動療法を積極的に行わなければなりません。そのうえで、血糖降下薬の服用やインスリン療法を行わなければなりません。

もちろん、薬を用いるだけでも血糖値は下がる場合もあります。しかし、薬だけで血糖値をコントロールするとなれば、薬の量や種類が多くなり、肥満を助長してしまうこともあります。また、高齢者の場合は「多剤併用（いわゆる薬漬け）」の問題も生じます。

できるだけ、食事療法と運動療法を続けてください。

（小田原雅人）

Q62 再診以降、食前・食後などと採血の時間を変えて検査するのはなぜですか？

ふつう血糖値の検査は、健康診断では空腹時血糖値のみ、再検査で75グラム経口ブドウ糖負荷試験を行う場合は空腹時のほか30分後・1時間後・2時間後の血糖値が測定されます。そして、糖尿病と診断されてからは、食事をとったタイミングに関係なく随時血糖値を測定することが多くなります。**随時血糖値の検査は食前・食後にかかわらず行われるので、前回に採血した時間帯との比較から血糖値の日内変動（76ページ参照）のおおよその推移をつかめる**という利点があるのです。

糖尿病の患者さんだけでなく、健康な人でも血糖値は24時間中に大きく変化します。日内変動の推移をつかめると、血糖値がどの時間帯に上がったり下がったりするのか、日中に高血糖状態がどれだけ長く続いているのかがわかります。

こうした日内変動のデータや、1～2カ月間の血糖値の推移を示すヘモグロビンA1c値を考慮し、医師は処方する薬の量や種類を調整することになります。薬の調整は、高血糖だけでなく低血糖を防ぐためにも大切なことです。

（小田原雅人）

Q63 薬を飲んでも、なかなか血糖値が下がりません。インスリン治療が必要ですか？

2型糖尿病と診断され、食事療法・運動療法に励んで血糖降下薬を服用しているにもかかわらず、思うように血糖値が下がらないことがあります。薬の量や種類を調整しても改善しない場合は、インスリンを分泌（ぶんぴつ）しているすい臓のβ（ベータ）細胞がひどく疲弊していると判断し、インスリン療法を検討することになります。

インスリン療法では、自分で1日1～数回注射を打たなければならないうえ、低血糖を防ぐために血糖自己測定を行う必要があります。そのため、インスリン療法に抵抗を感じる人も多いようです。

しかし、自分でインスリン製剤を注射するさいに用いるペン型注射器は、痛みが少なく、患者さんにとってそれほど大きな負担にはなりません。

また、一時的にインスリン療法を行うことで、疲弊したβ細胞が休まり、インスリンの分泌量が回復することがあります。そうなれば血糖降下薬の服用に戻せるので、インスリン療法を中止することができます。

（小田原雅人）

Q64 血糖値が正常化したら、薬や運動をやめてもかまいませんか？

通常、糖尿病の治療では、ヘモグロビンA1cが6・0％未満に低下すると「血糖値がほぼ正常化した」と判断します。ここまでヘモグロビンA1c値が下がって安定していれば、合併症が起こる危険は大幅に小さくなるでしょう。

とはいえ、糖尿病の治療をやめていいわけではありません。**糖尿病の人は、インスリンの分泌（ぶんぴつ）量や働きに問題があるので、食事療法・運動療法をやめたり、血糖降下薬の服用を中止したりすると、たいてい再び高血糖の状態に戻ってしまいます。**

血糖値が正常化したら、まずは食事療法・運動療法を続けながら、薬の量や種類を減らしてようすを見ることになります。それで血糖値が安定していれば、将来的には薬をやめて食事療法・運動療法だけでコントロールすることになります。

ただし、血糖値が正常化して薬をやめられるのは2型糖尿病の人や、一時的な糖代謝の異常で起こる妊娠糖尿病の人です。1型糖尿病の人は、血糖値が正常化してもインスリン療法などを続ける必要があります。

（小田原雅人）

Q65

血糖値を正常に保っていれば合併症を防ぐことはできますか？

糖尿病の合併症を防ぐためには、少なくともヘモグロビンA1cを7％未満に抑えなければなりません。さらに、それよりも1％低い6％未満（血糖正常化）をキープできるようなら、ひとまず安心していいでしょう。

ただし、正常化する以前のヘモグロビンA1cが7％以上、あるいは8％、9％を超えるほど高かった人は、高血糖の悪影響で全身の血管がダメージを受け、すでに動脈硬化（血管の老化）が進んでいる可能性があります。

特に、高血圧や脂質異常症といったほかの生活習慣病を併発している人は、血糖値だけでなく血圧や中性脂肪値、悪玉（LDL）コレステロール値も低レベルに抑えないと動脈硬化がいっそう進み、三大合併症（網膜症・腎症・神経障害）や脳梗塞、狭心症・心筋梗塞などの重大な病気が起こりかねません。

メタボリックシンドロームの人は、糖尿病・高血圧・脂質異常症を併発しやすいので、血糖値が正常化しても減量に努めてください。

（小田原雅人）

Q66 自分で血糖値を測定したほうがいいのは、どのような人ですか？

糖尿病の患者さんの中には、「SMBG（89ページ参照）」という血糖自己測定を行わなければならない人がいます。それは、次のとおりです。

- 1型糖尿病でインスリン療法を行っている人
- 2型糖尿病でインスリン療法を行っている人
- 糖尿病の治療を受けていて、妊娠・出産を希望する女性
- 血糖値のコントロールがうまくいかず、低血糖を頻繁に起こす人

まず、インスリン療法を行っている人は、注射するインスリン製剤の量を調整する必要があるので、SMBGを行うことが望ましいでしょう。

次に、糖尿病で妊娠・出産を希望する女性は、血糖降下薬を服用できないのでインスリン療法が必要になることが多く、やはりSMBGが望ましいでしょう。

さらに、低血糖を起こしやすい人は、昏睡（こんすい）に陥って命を落とすこともあるので、SMBGで急激な血糖値の変動を察知することが重要になります。

（小田原雅人）

Q67 自分で血糖値を測定する方法や注意点を教えてください

ＳＭＢＧ（血糖自己測定）は、簡易血糖測定器という小型装置を使って行います。やり方は、針を指先に刺して少量の血を採り、それをチップ（測定電極）やセンサー（試験紙）などにつけて血糖値を測定します。血のついた針やチップ、センサーは再利用してはならず、測定のたびに新しいものを用意します。

ＳＭＢＧで測定した数値に従ってインスリン療法を行っている人は、注射するインスリン製剤の量を調整することになります。また測定の結果、血糖値が70ミリグラム以下の場合は低血糖が起こったと判断し、ただちにブドウ糖10グラム（砂糖なら20グラム）、またはブドウ糖を含む飲料水１５０～２００ミリリットルを飲まなければなりません。

測定した血糖値は、毎回、ノートに記録しておきましょう。日本糖尿病学会が発刊している専用の自己管理ノートを使うと便利です。

ＳＭＢＧを行うタイミングは、医師と相談して決めることになります。食事の前後、インスリン注射の前、就寝前、運動時に行うことが多いようです。（小田原雅人）

Q68 主治医の上手な選び方とつきあい方を教えてください

糖尿病と診断されたら、治療は生涯にわたって続きます。ですから、医療機関の選び方・主治医の選び方は、患者さんにとってとても重要になります。

ふつう、糖尿病の初期では、近所の内科クリニックを受診することになります。また、糖尿病が進行して合併症が起こった場合には、大きい病院に転院して内科だけでなく眼科、整形外科など他科でも治療を受けることがあります。

最近は、糖尿病内科、糖尿病センターなどを設けている医療機関が増えています。こうした専門診療科では、充実した糖尿病教育を受けられるほか、合併症が現れたときには他科と連携して迅速（じんそく）に治療が行われるのでおすすめです。専門診療科の医師は糖尿病の治療に精通しているので、主治医になってもらえば安心でしょう。

主治医とのつきあい方の注意点としては、指導されたアドバイスをきちんと守って治療を続けること。食べすぎや運動不足を改めず、薬も正しく服用しないようでは血糖値が低く安定しないばかりか、主治医との信頼関係も築けません。

（小田原雅人）

Q69 糖尿病と上手につきあうにはどうしたらいいのですか？

糖尿病の患者さんは、運動が苦手で、食事制限もつらくて長続きせず、途中で挫折（ざせつ）してしまうケースが多いようです。では、どうすればいいのでしょうか。

ここ数年は、主食をとらない糖質制限食がブームになっています。この糖質制限食は、糖質をとらない分、肉類などの脂っこい食品をとってよく、食事の満足感が比較的高いことから人気を集めています。しかし、これも食事療法として長続きするのかは疑問です。糖質の摂取を極端に減らすと、その反動で糖質制限に我慢できなくなったときに食べすぎてしまい、血糖値が急激に高くなる恐れがあります。

食事療法を成功させる重要なポイントは、持続可能な範囲で糖質の摂取量を適切にすること。適切なカロリー量の食事をとり、適度な運動を習慣にすれば、血糖値は低めにコントロールできます。また、意識して糖質を制限しなくても、最初に食物繊維の多い野菜や海藻を食べ、最後に糖質の多い主食を食べる食事法もあり、これを行うだけで食後の血糖値上昇をかなり抑えられることがわかっています。

（小田原雅人）

Q70 医師から1～2週間の教育入院をすすめられました。どんなことを行いますか？

糖尿病の治療では、食事療法・運動療法、血糖降下薬の服用やインスリン療法などを行って血糖値を良好にコントロールし、糖尿病の進行や合併症を予防していくことになります。そのためには、患者さん本人による自己管理が不可欠です。

しかし、糖尿病とのつきあい方を正しく理解しておらず、食事の見直しや運動習慣が身につかず、血糖コントロールがうまくいかない人も少なくありません。

そこで、すすめられるのが「教育入院」です。

教育入院では、病院に1～2週間ほど入院して治療・検査を受けながら、医師だけでなく管理栄養士・薬剤師・臨床検査技師・理学療法士などの専門スタッフから糖尿病や治療についての講義・指導を受けます。

入院といっても、毎日のスケジュールの中にさまざまな講義・指導が組み込まれます。その主な内容は、糖尿病の治療や診断・合併症について学ぶ「糖尿病教室」、食事療法のやり方を覚える「栄養指導」、運動療法のやり方を教わる「運動教室」、治療薬の種類や効果・服薬時の注意点の説明を受ける「**服薬指導**」、足の異常のチェック法を学ぶ「**フットケア教室**」などがあります。さらに、インスリン療法や血糖自己測定が必要な人は、自分で注射を打ったり、血糖値を測定したりする練習をします。

教育入院で講義・指導を受けることで、患者さんに「正しく糖尿病とつきあおう」という意識が生まれ、適切に自己管理ができるようになります。また、今までの生活習慣を振り返り、何を改めればいいのか、退院後にどんな治療が必要なのかがわかるようになるため、血糖値の良好なコントロールにもつながります。

入院中は、ほかの患者さんと同じように朝は6時に起床、夜は9時に消灯・就寝となります。食事は病院食（糖尿病食）が供され、それ以外は食べられません。

教育入院の費用は病院によって異なります。教育入院には健康保険が適用され、2週間のプログラムで3割負担の場合、10～15万円程度が自己負担の目安になります。ただし、同じ病院でも検査内容や処方される薬によって費用に差があります。教育入院を希望する人は、あらかじめ主治医に相談してください。

なお、病院によっては、通院で受けられる糖尿病教育を実施しているところもあります。その内容は、入院教育の講義・指導と同じです。家庭や仕事などの事情で入院できない人は、通院による糖尿病教育を受けるといいでしょう。

（小田原雅人）

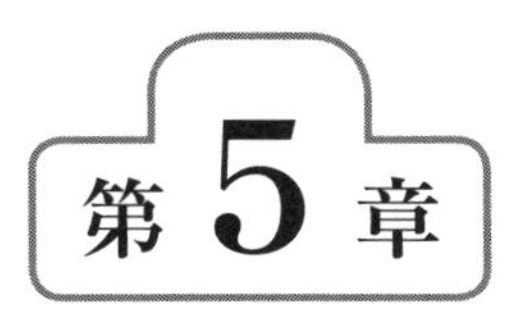

薬物療法についての疑問 20

Q 71 糖尿病の薬は作用によって2タイプあるそうですが、作用はどう違いますか？

食べすぎなどの生活習慣が原因で発症する2型糖尿病の治療は食事療法・運動療法が基本ですが、それでも血糖値のコントロールがうまくいかない場合には、血糖降下薬（主に経口薬）を用います。血糖降下薬は、次の二つのタイプに大別されます。

❶インスリンの分泌（ぶんぴつ）を促す薬（インスリン分泌促進系）……血糖値が高くなったときに作用する→インクレチン関連薬（DDP-4阻害薬、GLP-1受容体作動薬）、血糖値に関係なく作用する→スルフォニル尿素薬（SU薬）、速効型インスリン分泌促進薬（グリニド薬）

❷インスリンの分泌を促さない薬（インスリン分泌非促進系）……ビグアナイド薬（BG薬）、チアゾリジン薬（インスリン抵抗性改善薬）、α（アルファ）-グルコシダーゼ阻害薬（α-GI）、SGLT2阻害薬

医師は、患者さんの病気の状態を考慮して、これらの血糖降下薬を処方します。1剤だけでなく、2剤以上を組み合わせて用いることもあります。

（桝田 出）

糖尿病治療で用いられる2つのタイプの薬

❶インスリンの分泌を促す薬

インクレチン関連薬（DDP-4 阻害薬、GLP-1 受容体作動薬）……112㌻～参照
スルフォニル尿素薬（SU薬）……116㌻～参照
速効型インスリン分泌促進薬（グリニド薬）……118㌻～参照

❷インスリンの分泌を促さない薬

ビグアナイド薬（BG 薬）……120㌻～参照
チアゾリジン薬（インスリン抵抗性改善薬）……123㌻～参照
α - グルコシダーゼ阻害薬（α - GI 薬）……125㌻～参照
SGLT2 阻害薬……127㌻～参照

❶スルフォニル尿素薬（SU薬）
すい臓のβ細胞を刺激してインスリンの分泌を促す。比較的効き目が強い。

❷ SGLT2 阻害薬
余分なブドウ糖を尿とともに排出し、血糖値を下げる薬。食べすぎや肥満の人に向く。インスリン療法との併用も可能。

❶速効型インスリン分泌促進薬（グリニド薬）
インスリンの分泌スピードを速め、食後血糖値の急上昇を抑える薬。服用から30分程度で効く。

❷ビグアナイド薬（BG薬）
肝臓で新しくブドウ糖が作られること（糖新生）を抑える薬。インスリンに対する体の感受性を高めて血糖値を下げる。食べすぎの人や肥満の人に向いている。

❶ DPP-4阻害薬
すい臓に作用するインクレチンの働きを助ける薬。インクレチン関連薬には、注射薬（GLP-1 受容体作動薬）もある。

❷チアゾリジン薬（インスリン抵抗性改善薬）
肥満で肥大化した脂肪細胞を小さくする薬。筋肉や肝臓がブドウ糖を取り込みやすくする。

❷α - グルコシダーゼ薬（α - GI薬）
糖の消化吸収を遅らせ、食後高血糖を抑える薬。境界型の人が、本格的な発症予防を目的に服用することもある。

Q72 インスリンの分泌を促す「インクレチン関連薬」の飲み薬はどんな人に使われますか？

インクレチン関連薬は、消化管ホルモンの一種であるインクレチンの働きを利用して血糖値の上昇を抑える薬で、**経口薬のDPP-4阻害薬**（114ジペー参照）と、**注射薬のGLP-1受容体作動薬**（115ジペー参照）の2タイプがあります。

まずは、インクレチンの働きについて説明しましょう。

インクレチンは、食事をとったときに小腸から分泌（ぶんぴつ）されます。そして、インクレチンの一つであるGLP-1がすい臓のβ（ベータ）細胞に作用してインスリンの分泌を促すほか、血糖値を上げるグルカゴンというホルモンの分泌を抑えるのです。

しかし、小腸から分泌されたGLP-1は、すぐにDPP-4（ジペプチジルペプチダーゼ-4）という酵素によって分解されてしまいます。そのため、GLP-1は短命であり、すい臓に長く作用することはありません。

そこで、DPP-4の働きをブロックし、GLP-1の濃度を高めることを目的に、経口薬のDPP-4阻害薬が用いられるのです。

インクレチン関連薬が血糖値を下げるしくみ

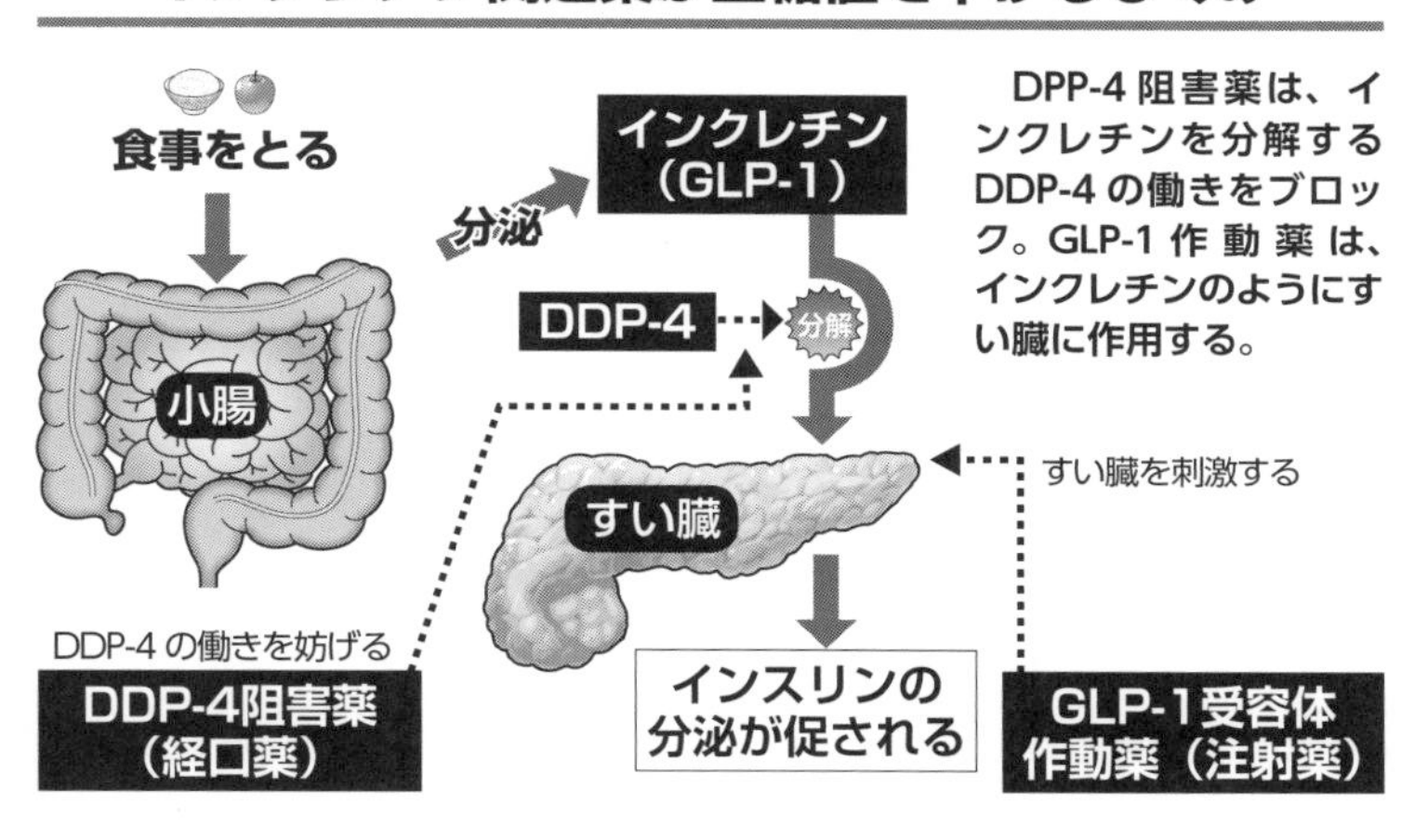

一方、注射薬のＧＬＰ-１受容体作動薬は、いわば人工的に作られた製剤で、腸管から分泌されるＧＬＰ-１と同じように、すい臓に作用します。また、ＤＰＰ-４に分解されにくいという特徴があります。

インクレチン関連薬がすすめられるのは、まだすい臓からインスリンが分泌されているものの、血糖値のコントロールが不十分な人です。体重が増えにくく、ＧＬＰ-１受容体作動薬には食欲を抑制する作用もあるので、肥満の人に向いています。

利点は、食事をとって血糖値が上がったときだけインスリンを分泌させるので、単独なら低血糖が起こりにくいことです。また、薬の作用が長く続くので、週１回使用するだけでいい場合があります。

（桝田 出）

Q73 インクレチン関連薬の飲み薬にはどのようなものがありますか？

インクレチン関連薬の経口薬であるDPP-4阻害薬には、1日1～2回服用するものと、週1回服用するものがあります。

DPP-4阻害薬は、単独なら低血糖が起こりにくい薬です。しかし、スルフォニル尿素薬（SU薬）を併用すると、低血糖が起こりやすくなるので、すでに服用している人は注意しなければなりません。また副作用として、便秘が起こることがあります。

（桝田 出）

主なDPP-4阻害薬（経口薬）

一般名	商品名	用量、用法
シタグリプチンリン酸塩水和物	ジャヌビア、グラクティブ	50～100ミリグラム／日 1日1回
ビルダグリプチン	エクア	100ミリグラム／日 1日2回（朝夕）
アログリプチン安息香酸塩	ネシーナ	25ミリグラム／日 1日1回
リナグリプチン	トラゼンタ	5ミリグラム／日　1日1回
テネリグリプチン臭化水素酸塩水和物	テネリア	20ミリグラム／日　※最大量は40ミリグラム1日1回
アナグリプチン	スイニー	200～400ミリグラム／日 1日2回（朝夕）
サキサグリプチン水和物	オングリザ	5ミリグラム／日 1日1回
トレラグリプチンコハク酸塩	ザファテック	100ミリグラム／週 週1回
オマリグリプチン	マリゼブ	25ミリグラム／週 週1回

主なGLP-1受容体作動薬（注射薬）

一般名	商品名	用量、用法
リラグルチド	ビクトーザ	0.3～0.9ミリグラム／日 1日1回（朝か夕）
リキシセナチド	リキスミア	10～20マイクログラム／日 1日1回（朝食前）
エキセナチド	バイエッタ	10～20マイクログラム／日 1日2回（朝夕食前）
エキセナチド 持続性注射剤	ビデュリオン	2ミリグラム／週　週1回
デュラグルチド	トルリシティ	0.75ミリグラム／週　週1回

Q74 インクレチン関連薬には注射薬もあるそうですが、飲み薬と効きは違いますか？

インクレチン関連薬の注射薬であるGLP-1受容体作動薬は、経口薬のDPP-4阻害薬と同様にインクレチンの働きでインスリンの分泌（ぶんぴつ）を促したり、血糖値を上げるグルカゴンを抑制したりします。

薬の種類には、1日1～2回注射するものと、週1回注射するものがあります。週1回の注射でもいいのは、薬が体内で作用する時間が長いからです。

経口薬との効果の違いは、消化が遅くなったり、食欲が抑制されたりして体重が減ることです。

GLP-1受容体作動薬も単独の使用では低血糖は起こりにくいものの、下痢（げり）、便秘、嘔吐（おうと）などの副作用があります。

（桝田 出）

Q 75

「スルフォニル尿素薬」もインスリン分泌を促す薬ですが、どんな人に使われますか？

スルフォニル尿素薬（SU薬）は、1950年代から糖尿病の治療で用いられている歴史のある血糖降下薬です。作用のしくみは、DPP-4阻害薬と同じように、すい臓のβ（ベータ）細胞を刺激し、インスリンの分泌（ぶんぴつ）を促します。

ただし、血糖値が上昇したときだけ作用するDPP-4阻害薬とは違い、スルフォニル尿素薬は血糖値の変化に関係なくβ細胞に働きかけてインスリンを分泌させます。ですから、この薬は効きめの強い血糖降下薬といえます。

スルフォニル尿素薬がすすめられるのは、すい臓からのインスリン分泌が低下しているために、常に高血糖の状態が続いている（空腹時血糖値が高い）人です。

スルフォニル尿素薬は、1回服用すれば6～24時間作用するので、多くの患者さんにとって血糖値をコントロールしやすい薬といえるでしょう。その反面、低血糖が起こりやすいほか、体重が増加したり、すい臓のβ細胞の疲弊が進んでしだいに薬が効きにくくなったりする（二次無効という）などの短所もあります。

（桝田 出）

Q76 スルフォニル尿素薬にはどのようなものがありますか? 注意点も教えてください

現在、スルフォニル尿素薬(SU薬)は、第二世代のグリベンクラミド、グリクラジド、第三世代のグリメピリドが主に用いられます。いずれも血糖降下薬としての歴史が長く、低血糖にさえ気をつければ安心して使用できます。

注意点は、しだいに薬が効きにくくなる二次無効が起こった場合、速やかに併用薬を開始することです。併用薬としては、DPP-4阻害薬やビグアナイド薬(BG薬)が多く用いられます。

それでも血糖値のコントロールがうまくいかない場合は、すい臓をいったん休ませるためにインスリン療法が検討されます。

(桝田 出)

主なスルフォニル尿素(SU)薬

一般名	商品名	用量、用法
グリベンクラミド	ダオニール、オイグルコン	1.25〜5ミリグラム/日 ※最大量は10ミリグラム 1日1〜2回(朝夕)
グリクラジド	グリミクロン	40〜120ミリグラム/日 ※最大量は160ミリグラム 1日1〜2回(朝夕)
グリメピリド	アマリール	0.5〜4ミリグラム/日 ※最大量は6ミリグラム 1日1〜2回(朝夕)

Q77 インスリン分泌を促す「速効型分泌薬」もあるそうですが、どんな人に使われますか?

速効型インスリン分泌促進薬（グリニド薬）は、DPP-4阻害薬やスルフォニル尿素薬（SU薬）と同じく、インスリンの分泌を促します。

特徴は、効果が速やかになることです。服用からおよそ30分後に効きはじめ、その効果は2〜3時間ほど持続します。DPP-4阻害薬やスルフォニル尿素薬に比べると作用時間は短いものの、食後血糖値の急上昇を抑えることを目的として食事の直前に服用すれば威力を発揮します。

したがって、速効型インスリン分泌促進薬が向いているのは、すい臓からインスリンは分泌されていているが、空腹時血糖値はそれほど高くなく、食後に血糖値が急上昇する人です。

速効型インスリン分泌促進薬は、副作用の少ない薬です。ところが、決められた服薬時間を守らなかったり、食事をとれないときに服薬したりすると低血糖が起こることがあります。

（桝田 出）

Q78 速効型分泌薬にはどのようなものがありますか？ 注意点も教えてください

速効型インスリン分泌（ぶんぴつ）促進薬（グリニド薬）は3種類あり、いずれも1日3回、食事の直前に服用します。

注意点は食前の飲み忘れです。飲み忘れに気づいて食後に服用したりすると、薬の効きが食直後血糖値の上昇のピークからずれて、低血糖を起こす恐れがあります。

また、食事をとれないときに飲むと、やはり低血糖を起こすことがあるので要注意です。飲み忘れたり、食事をとれなかったりしたら、次の食事まで服用してはいけません。

速効型インスリン分泌促進薬は、ブドウ糖の吸収を遅らせるα（アルファ）-グルコシダーゼ阻害薬（α-GI薬）とよく併用されます。これは、食後血糖値の急上昇を抑える相乗効果を得るためです。

（桝田 出）

主なグリニド薬

一般名	商品名	用量、用法
ナテグリニド	ファスティック、スターシス	270ミリグラム／日 ※最大量は360ミリグラム 1日3回、食前
ミチグリニドカルシウム水和物	グルファスト	30ミリグラム／日 1日3回、食前
レパグリニド	シュアポスト	0.75～1.5ミリグラム／日 ※最大量は3ミリグラム 1日3回、食前

Q79 インスリンの働きをよくする「ビグアナイド薬」はどんな人に使われますか？

ビグアナイド薬（BG薬）は、肝臓で新しくブドウ糖が作られるのを抑え、インスリンに対する体の感受性を高めて血糖値を下げる薬です。

肝臓では、乳酸などから糖が作られており、これを「糖新生」といいます。ビグアナイド薬を服用すると、糖新生の働きが抑制されると同時に、筋肉や脂肪組織にブドウ糖が取り込まれやすくなって血糖値が下がるのです。

また、ビグアナイド薬には、小腸からの糖の吸収を抑える働きや、中性脂肪値や悪玉（LDL）コレステロール値を上げない働きがあることもわかっています。ですから、糖尿病の温床であるメタボリックシンドローム（代謝異常症候群）の改善も期待できるでしょう。

こうしたことから、**ビグアナイド薬は、食べすぎによる肥満が原因の糖尿病の人に向いています**。実際に、欧米では肥満が原因で糖尿病を発症する人が多いことや心臓血管病の再発抑制効果があることから、ビグアナイド薬が第一選択肢とされています。

ビグアナイド薬が血糖値を下げるしくみ

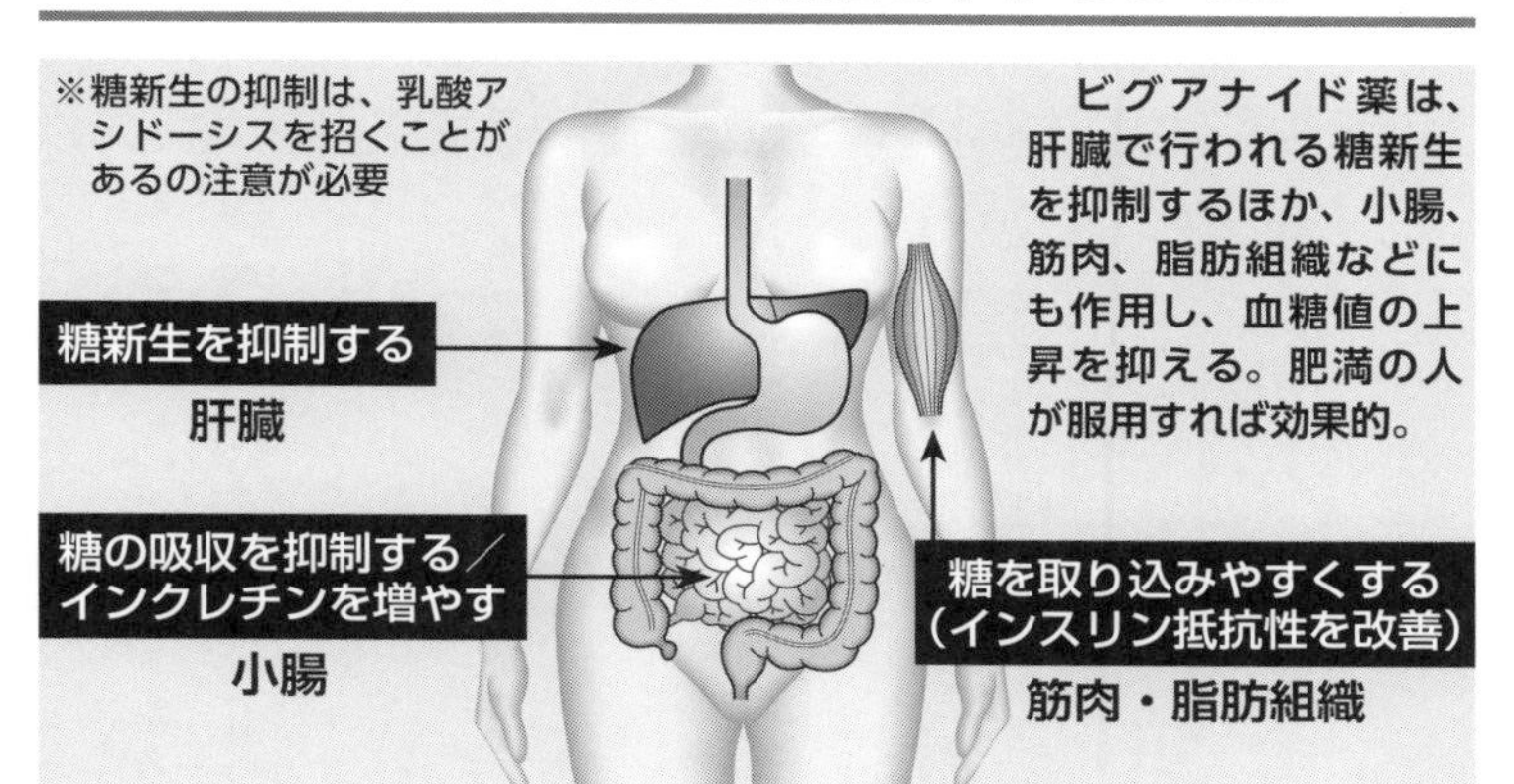

ビグアナイド薬の利点は、副作用が比較的少なく、単独なら低血糖が起こりにくいことです。そのため、ほかの血糖降下薬やインスリン療法と併用されるケースが少なくありません。中でも、併用されることが多いのはインクレチン関連薬の経口薬であるDPP-4阻害薬です。

DPP-4阻害薬は、すい臓のβ（ベータ）細胞を刺激するインクレチンの働きを保ち、インスリンの分泌（ぶんぴつ）を促します。実は、ビグアナイド薬にはインクレチンの一種のGLP-1を増やす作用があります。ですから、この二つの薬を併用すると、相乗効果で血糖値がより下がりやすくなるのです。

ただし、ビグアナイド薬を服用すると糖新生が抑えられるため、血液中に乳酸が増えすぎてしまう「乳酸アシドーシス」を起こすことがあるので注意しなければなりません。

（桝田 出）

Q80 ビグアナイド薬にはどのようなものがありますか？ 注意点も教えてください

ビグアナイド薬（BG薬）は主に2種類あり、メトホルミンが多く使われています。1日1〜3回、食後に服用します。

注意点は、血液中の乳酸が増え、乳酸アシドーシスが起こる場合があること。吐きけ、腹痛、血圧低下などの症状が現れ、意識を失うこともあります。

そのために、ビグアナイド薬は、肝臓・腎臓（じんぞう）・心臓・肺に高度の障害がある人、脱水のある人、大量に飲酒する人には使わないことになっています。

また、ビグアナイド薬は、75歳以上の高齢者にはすすめられず、ヨード造影剤を使った検査を受けたら48時間は服用してはいけません。

（桝田 出）

主なビグアナイド薬

一般名	商品名	用量、用法
ブホルミン塩酸塩	ジベトス	100〜150ミリグラム／日 1日2〜3回、食後
メトホルミン塩酸塩	メトグルコ	500〜1500ミリグラム／日 ※最大量は2250ミリグラム 1日2〜3回
	グリコラン	500ミリグラム／日 ※最大量は750ミリグラム 1日2〜3回、食後

Q81 「チアゾリジン薬」もインスリンの働きをよくする薬ですが、どんな人に使われますか？

チアゾリジン薬は、インスリンが効きにくくなっている状態（インスリン抵抗性）を改善して血糖値を下げる薬です。

肥満などによって脂肪細胞が肥大化すると、インスリン抵抗性を引き起こす物質が放出されます。チアゾリジン薬は、この肥大化した脂肪細胞に作用して小型化することで、インスリン抵抗性を引き起こす物質の放出を抑え、筋肉などにブドウ糖を取り込みやすくするのです。また、チアゾリジン薬は、肝臓で糖が産生される働きを抑制するとともに、肝臓へ糖を取り込みやすくします。

ですから、チアゾリジン薬がすすめられるのは、肥満でインスリンの効きが悪くなっている人です。肥満でない人も、服用すれば血糖値を下げる効果が得られます。

チアゾリジン薬を用いた糖尿病治療には、心筋梗塞（こうそく）などの心血管病の再発抑制効果があります。ある研究によると、チアゾリジン薬を服用している人は、そうでない人に比べて脳梗塞の再発が47%も抑制されたと報告されています。

（桝田 出）

Q82 チアゾリジン薬にはどのようなものがありますか？ 注意点も教えてください

チアゾリジン薬（インスリン抵抗性改善薬）は、ピオグリタゾン塩酸塩（アクトス、ピオグリタゾン）の1種類で、1日1回服用します。本剤と併せて、スルフォニル尿素薬（SU薬）などインスリンの分泌（ぶんぴつ）を促す薬やビグアナイド薬をいっしょに用いることもあります。

副作用としては、むくみ、体重増加、骨粗鬆症（こつそしょう）のほか、まれに肝機能障害を引き起こすことがあります。

特に、チアゾリジン薬を飲むと体内に水分がたまりやすくなるので、心不全の人は服用できません。また、肝臓に負担がかかるため、重度の肝機能障害の人には処方できないことになっています。

女性は骨粗鬆症を発症しやすいので、チアゾリジン薬を服用することになったら年1回、骨密度検査を受けて骨がもろくなっていないかどうかをよく確かめたほうがいいでしょう。

（桝田 出）

主なチアゾリジン薬

一般名	商品名	用量、用法
ピオグリタゾン塩酸塩	アクトス、ピオグリタゾン	15〜30ミリグラム／日 ※最大量は45ミリグラム 1日1回（朝）

Q83 糖の吸収を遅らせる「α-グルコシダーゼ阻害薬」はどんな人に使われますか？

α（アルファ）-グルコシダーゼ阻害薬（α-GI）は、腸における糖の消化吸収を遅らせ、食後の高血糖を抑える薬です。そのしくみを簡単に説明しましょう。

腸から消化吸収された糖は、α-グルコシダーゼという酵素（体内の化学反応を助ける物質）の働きに助けられてブドウ糖に分解され、それが血管に吸収されることで血糖値は上昇します。α-グルコシダーゼ阻害薬には、糖を分解するα-グルコシダーゼの働きを抑える作用があり、結果として血糖値の上昇を緩やかにするのです。

ですから、α-グルコシダーゼ阻害薬は、食後血糖値が急上昇する人に向いています。また、α-GIの一つであるボグリボースは、糖尿病予備群である境界型の人が、糖尿病の発症を予防するために用いられることもあります。

α-グルコシダーゼ阻害薬は、単独では低血糖が起こりにくく、重大な副作用もまれにしか起こりません。ただし、腸内でガスが発生しやすくなるため、おなかの膨満感、おならの増加に悩まされることがあります。

（桝田 出）

Q 84

α-グルコシダーゼ阻害薬にはどのようなものがありますか？ 注意点も教えてください

α(アルファ)-グルコシダーゼ阻害薬（α-GI）は、主に3種類あり、いずれも食事をとる10分以内に服用しなければなりません。

注意点は、糖の消化吸収を遅らせる薬なので、低血糖が起こったときにアメや砂糖などの二糖類を摂取してもなかなか血糖値が上がらないことです。ですから、α-グルコシダーゼ阻害薬を服用している人が低血糖を起こしたときには、**ブドウ糖をとる必要があります**。外出するさいは、万が一のときに備えて、常にブドウ糖を携行しなければなりません。

ちなみに、α-グルコシダーゼ阻害薬は単独なら低血糖が起こりにくい薬です。しかし、服用するタイミングが食後かなりたったときや、ほかの血糖降下薬を併用した場合には低血糖が起こることがあります。

（桝田 出）

主なα-グルコシダーゼ阻害薬

一般名	商品名	用量、用法
アカルボース	グルコバイ	150〜300ミリグラム／日 1日3回、食前
ボグリボース	ベイスン	0.6〜0.9ミリグラム／日 1日3回、食前
ミグリトール	セイブル	150〜225ミリグラム／日 1日3回、食前

Q85 糖の吸収・排泄を促す「SGLT2阻害薬」が注目を集めていますが、どんな薬ですか？

ＳＧＬＴ２阻害薬は、血液中の余分なブドウ糖を尿といっしょに排泄(はいせつ)し、血糖値を下げる薬です。日本では２０１４年から使われている新しい薬で、低血糖を起こす危険性が低く、肥満の解消や、心血管病・心不全・腎症(じんしょう)の発症が抑制されるため、最近注目を集めています。その作用のしくみについて説明しましょう。

血液中に含まれているブドウ糖は、腎臓で尿が作られるときに原尿（尿のもとになる体液）に出ていきます。とはいえ、そのまま尿といっしょに体外へ排泄されるわけではありません。原尿に出ていったブドウ糖は、ＳＧＬＴ２（たんぱく質の一種）の働きで、腎臓の尿細管から再吸収され、血液中に戻されるのです。

しかし、糖尿病になると血液中にブドウ糖があふれて原尿に出ていく量が増えるため、ＳＧＬＴ２の働きが追いつかなくなり、再吸収されなかった分が尿といっしょに排泄されます。これを尿糖といい、糖尿病の語源ともなっています。

この糖尿病発症のしくみに着目して開発されたのが、ＳＧＬＴ２阻害薬です。

SGLT2 阻害薬が血糖値を下げるしくみ

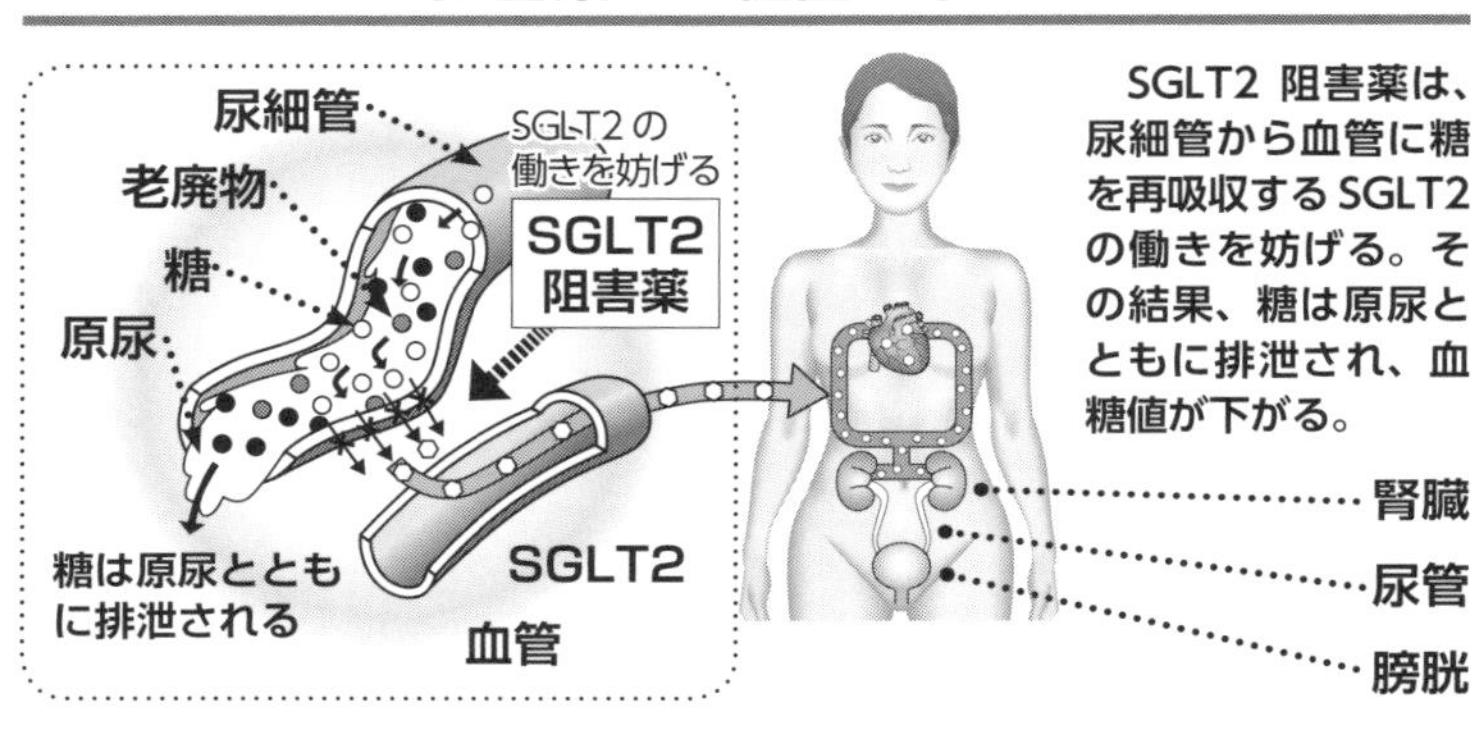

糖尿病になると尿糖が出るのなら、いっそのことブドウ糖の再吸収を担うＳＧＬＴ２の働きを阻害し、余分なブドウ糖を尿といっしょにどんどん排泄して血糖値を安定させようというわけです。

従来の血糖降下薬は、主にインスリンの分泌量を増やしたり、効きをよくしたりして余分な糖を細胞に取り込ませることを目的にしていました。その点、ＳＧＬＴ２阻害薬は逆の発想で開発された薬です。

ＳＧＬＴ２阻害薬は、食べすぎや肥満の人に向いています。また、一部の薬はインスリン療法と併用が可能なので、１型糖尿病の人にも適しています。

ただし、ＳＧＬＴ２阻害薬を服用すると、尿量が増え、トイレの回数も多くなります。そのため、体が脱水状態に陥りやすく、こまめな水分補給が必要になります。高齢者は脱水状態に気づきにくいので、比較的若い人に向いている薬といえます。

（桝田　出）

Q86 SGLT2阻害薬にはどのようなものがありますか? 注意点も教えてください

主なSGLT2阻害薬

一般名	商品名	用量、用法
イプラグリフロジンL-プロリン	スーグラ	50ミリグラム／日 ※最大は100ミリグラム 1日1回（朝）
ダパグリフロジンプロピレングリコール水和物	フォシーガ	5ミリグラム／日 ※最大は10ミリグラム 1日1回
ルセオグリフロジン水和物	ルセフィ	2.5ミリグラム／日 ※最大は5ミリグラム 1日1回（朝）
トホグリフロジン水和物	デベルザ、アプルウェイ	20ミリグラム／日 1日1回（朝）
カナグリフロジン水和物	カナグル	100ミリグラム／日 1日1回（朝）
エンパグリフロジン	ジャディアンス	10ミリグラム／日 ※最大は25ミリグラム 1日1回（朝）

SGLT2阻害薬には主に6種類あり、いずれも1日1回服用します。

注意点は、利尿作用の強い薬なので、脱水症状が起こりやすいことです。そのため、服用中は適度な水分補給を心がけることが欠かせません。

また、尿中の糖濃度が高くなると、膀胱炎や尿道・膣の感染症が起こりやすくなります。特に、女性は気をつけたほうがいいでしょう。ほかにも、まれに腎盂腎炎などの感染症が起こるケースがあることも報告されています。

（桝田 出）

Q87 インスリン療法はどのような治療法ですか？ 適応は1型糖尿病だけですか？

インスリン療法は、インスリン製剤を注射して血糖値を正常範囲内にコントロールする治療法です。インスリン製剤には、すい臓から分泌（ぶんぴつ）されているインスリンと同じ生理作用があり、用量を調整して適切に注射すれば確実に血糖値は下がります。

インスリン療法の適応になるのは、第一に、すい臓のβ（ベータ）細胞が破壊され、インスリンがほとんど分泌されていない1型糖尿病の患者さんです。

第二は、インスリンの分泌量が減ったり、効きが悪くなったりして、血糖降下薬の服用だけでは血糖値のコントロールが難しい2型糖尿病の患者さんです。

第三は、妊娠糖尿病の患者さんです。妊娠中は胎児への悪影響をさけるために血糖降下薬は服用できず、インスリン療法を行うことになります。

インスリン療法で用いる注射器は、ペン型というタイプが一般的です（カートリッジタイプと、使い捨てのディスポーザブルタイプがある）。ほかにも、インスリンポンプや注射器で吸引して使用するタイプなどがあります。

（桝田 出）

Q88 インスリン治療の製剤にはどのようなものがありますか？ 注意点も教えてください

ひと口にインスリン製剤といっても、いくつかの種類に分かれ、それぞれ**血糖値を下げる効果の現れ方が違います**（132ページの図参照）。また、インスリンが分泌（ぶんぴつ）されていないのか、まだ少し分泌されているのかで1日の注射回数は違います。

1型糖尿病のようにインスリンの分泌がほとんどない場合は、基礎インスリンとして持効型や中間型を1日1回注射し、食前に追加インスリンとして超速効型や速効型を注射します。これを強化インスリン療法といいます。

一方、2型糖尿病のようにインスリンの分泌が比較的残っている場合は、基礎インスリンだけ、あるいは追加インスリンだけを注射するなど、患者さんの状態に合わせてインスリン製剤をバランスよく用い、血糖値を良好にコントロールします。

注意点は、注射の用量を適切に調整しないと低血糖など血糖の変動が起こりやすいこと。注射をするときには簡易血糖測定器を使い、血糖自己測定（ＳＭＢＧ）や持続血糖モニター（ＣＧＭ）を行って管理する必要があります。

（桝田 出）

主なインスリン製剤

	作用のイメージ	特徴
超速効型インスリン製剤 ■ 主な商品名 ・ノボラピッド ・ヒューマログ ・アピドラ	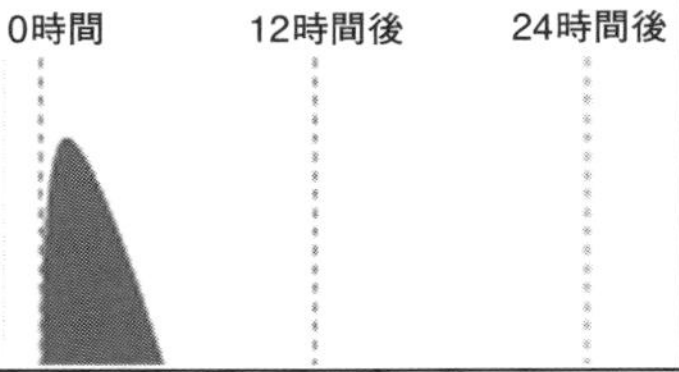 0時間 12時間後 24時間後	追加分泌を補うインスリン製剤。注射後、15分以内に効きはじめ、作用時間は最も短い。1日2～3回食前に注射する。
速効型インスリン製剤 ■ 主な商品名 ・ノボリン ・ヒューマリン	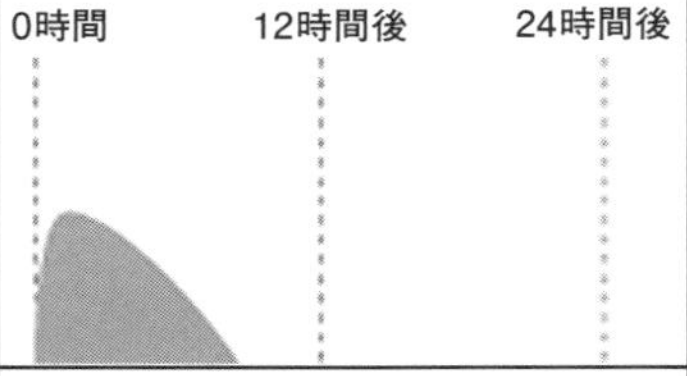 0時間 12時間後 24時間後	追加分泌を補うインスリン製剤。注射後、およそ30分後から効きはじめる。超速効型に比べ、効果の減衰は緩やか。1日2～3回、30分前に注射する。
中間型インスリン製剤 ■ 主な商品名 ・ノボリンN ・ヒューマリンN	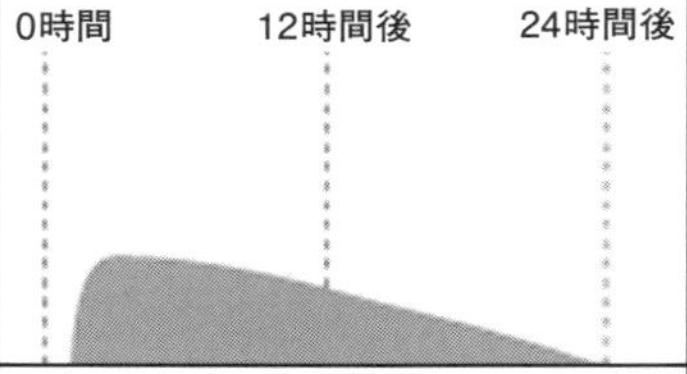 0時間 12時間後 24時間後	基礎分泌を補うインスリン製剤。効きはじめるまで1～3時間がかかるが、ほぼ1日作用する。主に1日1回、朝食前に注射する（回数を増やす場合もある）。
特効型溶解インスリン製剤 ■ 主な商品名 ・レベミル ・ランタス	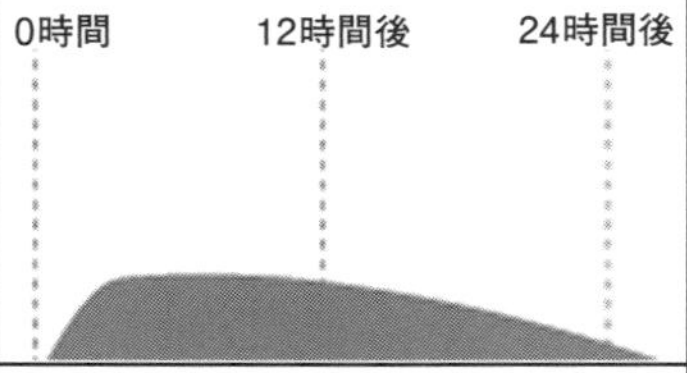 0時間 12時間後 24時間後	基礎分泌を補うインスリン製剤。作用の起伏は緩やかで、1日じゅう持続する（48時間効果が持続するタイプもある）。1日1回、一定の時間に注射する。
混合型インスリン製剤 ■ 主な商品名 ・ノボラピッド 30ミックス ・ヒューマログ ミックス25	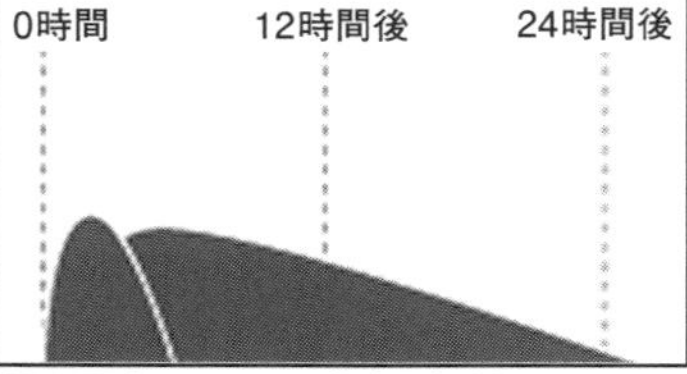 0時間 12時間後 24時間後	追加分泌と基礎分泌を補うインスリン製剤。超速効型・速効型と中間型が、さまざまな比率で混合されている。1日1～2回食前に注射する。

※超速効型と持続型溶解を配合したタイプ（配合溶解インスリン製剤）もある

Q89 インスリン治療を始めたら、もう以前の飲み薬の治療には戻れませんか？

インスリン療法を糖尿病治療の「最後の砦（とりで）」と考えている患者さんが多いようですが、必ずしも生涯続けなければならないわけではありません。インスリン療法が生涯必要になるのは、1型糖尿病の人です。まだインスリンが分泌（ぶんぴつ）されている2型糖尿病の人は、血糖値がある程度下がればインスリン療法を中止できる可能性があります。

というのも、しばらくインスリン療法を続けると、疲弊していたすい臓のβ（ベータ）細胞が休まってインスリンの分泌量が回復したり、インスリンの効きがよくなってブドウ糖が筋肉や肝臓、脂肪組織へスムーズに取り込まれたりして、糖代謝が改善することが多いからです。そうなれば、インスリン療法をやめて飲み薬に戻せます。

実際に、すい臓のβ細胞の死滅がそれほど進んでいない早期にインスリン療法を開始すると、自身のインスリン分泌を保てることがわかっています。

ですから、2型糖尿病の人は、必要となったらインスリン療法を前向きに考えたほうがいいでしょう。

（桝田　出）

Q 90 薬物療法は一生続けなければなりませんか？

すい臓からほとんどインスリンが分泌されない1型糖尿病の人は、インスリン療法を一生続けなければなりません。

一方、食べすぎや運動不足、肥満などが原因で起こる2型糖尿病の人は、まだすい臓からインスリンが分泌されていることが多いので、食事療法や運動療法で血糖値のコントロールがうまくいけば、薬物療法を中止できることがあります。

また、妊娠糖尿病の人は、一時的な糖代謝の異常で発症していることが大半なので、たいていは出産後に血糖値が正常化してインスリン療法をやめられます。

このように、糖尿病の治療で血糖降下薬を服用したり、インスリン療法を開始したりしても、途中でやめられることは珍しくありません。

とはいえ血糖降下薬の服用、インスリン療法やGLP-1受容体作動薬の注射が、最も簡単に血糖値をコントロールできる手段であることも確かです。残念ながら、加齢とともに食事療法・運動療法だけでは血糖値のコントロールが難しくなる場合がありま す。副作用に注意しながら薬をうまく用いるのも大切なことです。

（桝田 出）

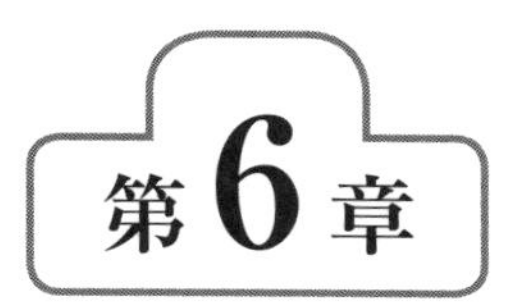

食事療法についての
疑問 18

Q 91 初期の糖尿病なら食事療法だけで改善すると聞きましたが、本当ですか？

検査を受けた結果、すでに糖尿病が進行していたり合併症を起こしていたりした場合は、すぐに薬物療法が必要となることがあります。しかし、糖尿病初期を含めてほとんどの場合、まずは食事療法と運動療法を始めることが基本です。

糖尿病の発症には、肥満や食べすぎ、栄養の偏り、運動不足といった生活習慣の乱れが深く関係しています。血糖値の上昇は食事の量やとり方に左右されるため、糖尿病の治療には食事療法が重要ですが、これだけで十分とはいえません。

もう一つ重要なのが運動療法で、体を動かせば筋肉にブドウ糖が効率よく取り込まれるため、血糖値が下がりやすくなります。太っている人は、肥満の解消にもつながります。つまり、糖尿病を改善するには、食事療法だけでなく、運動療法も併せて行うことが不可欠なのです。

確かに、食事療法だけで血糖値が低下する患者さんもいます。しかし、運動療法も併せて継続的に行い、血糖値をコントロールしていくことが大切です。

（梶山靜夫）

Q92 糖尿病の食事療法でエネルギー摂取量が重視されるのはなぜですか？

糖尿病の人の多くは肥満ぎみだったり、インスリンの分泌(ぶんぴつ)量や作用が不足していたりしています。食事療法を正しく理解して継続的に行っていれば、インスリンの分泌量や作用が改善し、血糖値が下がって肥満の解消にもつながります。また、糖尿病の進行や合併症の発症を予防することもできます。

インスリンの作用は、糖質の代謝だけでなく、たんぱく質や脂質の代謝にもかかわっています。そのため、糖尿病の食事療法は、高血糖の改善だけでなく、さまざまな栄養素のバランスを適正にするという目的もあります。こうした糖尿病の食事療法の目的を達成するためには、個々の患者さんの状態に応じて、適正なエネルギー摂取量や、栄養素のとり方を設定する必要があるのです。

こうしたことを受けて、２０２０年、厚生労働省は「日本人の食事摂取基準」を5年ぶりに改定し、生活習慣病の予防などに重点を置いた食事のとり方の指針を示しています。

（梶山靜夫）

Q93 自分にとって適正な体重やエネルギー摂取量はどうすればわかりますか？

２０２０年に厚生労働省が策定した「日本人の食事摂取基準」によると、個々の「目標体重」は「ＢＭＩ（体格指数）」という値を使って調べます。従来は「ＢＭＩ22」を標準体重としてきましたが、ＢＭＩと死亡率との関係を調べた最近の研究では、最も死亡率が低くなるＢＭＩの値は年齢によって異なり、20～25とかなり開きのあることがわかりました。そのため、ＢＭＩの値に幅を持たせるようになっています。そこで、このＢＭＩをもとに、自分の目標体重を調べます。

また、最適なエネルギー摂取量は、食事摂取基準では「推定エネルギー必要量」で示されています。推定エネルギー必要量は、自分の身体活動レベル、性別・年齢ごとに設定されており、これも個人差があります。

現在の体重が目標体重の範囲内にある人は、この推定エネルギー必要量が、毎日の食事量を考える目安になります。肥満の人は、食事量を調整するさいに、推定エネルギー必要量よりも少なくする、と考えればいいでしょう。

（梶山靜夫）

「目標体重」の求め方

身長(●メートル) × 身長(●メートル) ＝ 目標とするBMI
18.5～24.9（18～49歳）
20.0～24.9（50～64歳）
21.5～24.9（65歳以上）

（例）身長171センチ、68歳の場合
1.71×1.71×21.5＝62.9キログラム
1.71×1.71×24.9＝72.8キログラム
※目標体重は、62.9～72.8キログラムの範囲になる。

自分に最適なエネルギー摂取量の求め方

①日常の活動量を、3つのレベルから選ぶ
生活の大部分で座っていることが多い
→身体活動レベルⅠ
通勤や家事、軽いスポーツで体を動かす習慣がある
→身体活動レベルⅡ
立ち仕事や移動が多く、活発な運動習慣がある
→身体活動レベルⅢ
②下の表を見て、性別、身体活動レベル（①）、年齢に当てはまる数値が、自分に必要なエネルギー量（キロカロリー）になる。

推定エネルギー必要量（キロカロリー/日）

年齢＼身体活動レベル	男性 Ⅰ	男性 Ⅱ	男性 Ⅲ	女性 Ⅰ	女性 Ⅱ	女性 Ⅲ
18～29歳	2300	2650	3050	1700	2000	2300
30～49歳	2300	2700	3050	1750	2050	2350
50～64歳	2200	2600	2950	1650	1950	2250
65～74歳	2050	2400	2750	1550	1850	2100
75歳以上	1800	2100	／	1400	1650	／

※厚生労働省「日本人の食事摂取基準」（2020年版）より

Q94 ダイエットのために1日2食にしていますが、糖尿病の改善にもつながりますか？

1日の食事の回数を減らすと、食事と食事との間隔が長くなり、空腹の状態でいる時間が長く続きます。インスリンは、食事を始めるとすい臓から分泌（ぶんぴつ）されますが、食事の間隔があくと、すい臓の反応が鈍くなり、インスリンの分泌スタートが遅れてしまい、食後の血糖値が急激に上昇しやすくなります。

また、空腹の時間が長く続くと、体がエネルギー不足に備えて脂肪をため込みやすくなります。1日2食を続ければ、体が飢餓（きが）状態と判断して脂肪をため込み、基礎代謝も低下して太りやすい体質になってしまうのです。また、血液中の脂肪酸が増えてインスリンの効きも悪くなり、血糖値が上がりやすくなります。

さらに、糖尿病の人が食事の量や回数を極端に減らし、必要な栄養素が足りなくなると、低血糖を引き起こす恐れもあります。

血糖値をうまくコントロールするためには、空腹の時間が長くならないように、1日3食、規則正しく食事をとることが大切です。

（梶山靜夫）

Q95 糖質制限のほうが、エネルギー制限より効果が大きいと思いますが？

ご飯やパンなどの糖質を多く含む食品を食べると、当然、血糖値が上がりやすくなります。そこで糖質を制限すれば、血糖値が上がりにくくなるばかりか、体内の脂肪がエネルギーとして使われるためダイエットにもつながると考えられています。

勘違いしてほしくないのは、糖質制限とは糖質を全くとらないということではありません。糖質は体に不可欠な栄養素です。

私たちの脳と赤血球は、ブドウ糖をエネルギー源として使っています。糖質を極端に制限すると、脳や赤血球のエネルギー源が不足してしまいます。

また、ご飯やパンを控えれば、自然に肉などの動物性脂肪の摂取量が多くなるため、動脈硬化が進んで心筋梗塞（こうそく）などを起こすリスクが高まることも懸念されます。一方、たんぱく質をとりすぎても、腎（じん）機能の低下を招きかねません。

糖尿病の食事療法の基本は、やはり「できるだけさまざまな食品から、多くの栄養素をバランスよくとること」に尽（つ）きるのです。

（梶山靜夫）

Q 96

栄養の過不足も要注意だと思いますが、理想的な栄養バランスは？

私たちの活動エネルギーのもとになる三大栄養素は、炭水化物（糖質＋食物繊維）・たんぱく質・脂質です。厚生労働省が策定した「日本人の食事摂取基準」では、下の表のとおり、1日の摂取エネルギー量のうち、それぞれの栄養素をどの程度の比率でとればよいかを示しています。

これらの栄養素のほかにも、ビタミン、ミネラル、食物繊維を含む食品をとることも欠かせません。つまり、必要な栄養をバランスよくとるためには、好きな食べ物だけを食べる偏食（偏った食事）をしないで、いろいろな食品を組み合わせて食べることが大切なのです。

（梶山靜夫）

エネルギーのもとになる3大栄養素の適切なバランス

年齢	たんぱく質	脂質	炭水化物
18〜29歳	13〜20%	20〜30%	50〜65%
30〜49歳			
50〜64歳	14〜20%		
65歳以上	15〜20%		

※厚生労働省「日本人の食事摂取基準」（2020年版）より

Q97 糖質の多い主食のとり方が気になります。日ごろ注意すべきポイントは？

血糖値の上昇を招く糖質は、主食に多く含まれています。自分に最適なエネルギー摂取量（Q93参照）や栄養バランス（Q96参照）をもとにして、自分に適した主食の量を決めましょう。1食当たりのご飯の適量がわかったら、ふだん使っている茶碗によそってみて、その量を見て覚えておくと、適量を守りやすくなります。

パンには、小麦粉のほか、砂糖やバター、マーガリン、生クリームなどの油脂が含まれます。脂質をとりすぎるとインスリンの効きが悪くなり、肥満の原因にもなります。ご飯と同様に1日に食べる量を決め、食物繊維の多いライ麦パンや全粒粉パンなどを選ぶのもいいでしょう。菓子パンや総菜パンは、砂糖やバター、塩分、脂肪などを多く含むため、なるべくさけたほうがいいでしょう。

ラーメン、そば、うどんなどのめん類を食べるときのポイントは、野菜や海藻の具だくさんにして、サラダなどをプラスして最初に野菜や海藻から食べること。スープや汁には塩分が多く含まれるため、飲みほさず、残すことが大切です。

（梶山靜夫）

Q98 食物繊維を効果的にとる方法はありますか？

最近の研究で、腸内細菌の善玉菌に、インスリンの分泌（ぶんぴつ）を促す働きのあることが発見されました。実は、腸内の善玉菌が減って悪玉菌が増えると、インスリンの分泌を促す「インクレチン」というホルモンを分泌させる働きが低下してしまうのです。そこで善玉菌を増やすといいのですが、これに役立つのが発酵食品や食物繊維です。

ヨーグルトや納豆、みそ、チーズ、キムチなどの発酵食品には、腸内で善玉菌になる細菌が含まれています。食物繊維の中でも野菜やキノコ、海藻などに含まれる水溶性の食物繊維は、善玉菌のエサになり、インスリンの分泌が促されます。

また、食物繊維の多い野菜などを食事の最初にとると、そのあとにとるご飯やめん類の糖質の吸収を緩やかにして、食後血糖値の急激な上昇を防いでくれます。サラダや汁物の具に野菜などをたっぷり使って、食物繊維を積極的にとりましょう。食物繊維はカロリーがほぼゼロなので、とっても血糖値は上がりません。

食物繊維の1日の摂取目標量は、18～64歳の人は男性1日21グラム以上・女性18グラム以上、65歳以上の人は男性20グラム以上・女性17グラム以上とされています。

（梶山靜夫）

Q99 ご飯は食べる順番を変えるだけで食後血糖値の急上昇が抑えられるというのは本当？

毎食の「食事の順番」は、食後の血糖値に大きな影響を与えます。

食事のさい、最初に糖質の多い主食を食べると、ただちに消化・吸収が始まり、血糖値が上がりはじめます。そのとき、健康な人なら、すぐにインスリンが分泌（ぶんぴつ）されますが、糖尿病の患者さんの場合は、インスリンの分泌が遅れるため、血糖値が急上昇してしまうのです。そこで**食事の最初に食物繊維の多い野菜を食べ、次に肉や魚のおかず、そして最後にご飯などの主食を食べるようにしてください**。これが、私が考案した「**食べる順番療法**」です。

野菜はよく噛（か）んで、ゆっくり食べましょう。そして、ある程度の時間（野菜に5分、おかずに5分）をおいてから主食の糖質をとれば、最初にとった食物繊維が糖質に絡みついて、小腸での糖質の吸収を遅らせるばかりか、糖質の一部をそのまま排出してくれるため、食後血糖値の上昇が緩やかになるのです。ただし、イモ類やカボチャ、レンコンなどは糖質を多く含むので野菜と見なさず、最後に食べましょう。（梶山靜夫）

Q100 早食いをやめるだけで食後血糖値の急上昇を抑えられるというのは本当ですか？

Q99で、食事の最初に野菜を食べる「食べる順番療法」を紹介しましたが、この食事法を実践するときの重要なポイントは、よく噛(か)んで15分以上時間をかけてゆっくり食べること。食物繊維を含む野菜を先に食べても、よく噛まずに早食いをすると、最後にとった糖質に食物繊維が十分に絡みつかず、小腸での糖質の吸収を抑える効果があまり期待できなくなってしまうのです。

食べる順番に関係なく一般的に早食いの人は、インスリンが十分に分泌される前に糖質が吸収されるので、食後血糖値が上昇する傾向が見られます。また、脳の満腹中枢に刺激が届く前にたくさん食べてしまうため、過食や肥満につながります。

とはいえ、身についた早食いのクセを直すのは大変でしょう。よく噛んでゆっくり食べるコツは「食べ物を噛んでいるときは箸(はし)を置く」「口の中に食べ物を入れたら、よく噛んで、飲み込んでから次の食べ物を口にする」ということ。ぜひ、毎日の食事で試してみてください。

（梶山靜夫）

Q101 糖尿病の人も減塩が必要なのはなぜですか？

現在、日本人の塩分摂取量の1日当たりの目標値は、男性は7・5<ruby>g<rt>グラム</rt></ruby>未満、女性は6・5g未満とされています。塩分摂取量と聞くと、高血圧の食事療法を思い浮かべるかもしれません。血液中に塩分が増えると、それを薄めようとして水分を多く摂取するため血液量が増えて、血管に強い圧力がかかって血圧が上昇します。また、食塩のナトリウムは交感神経（体を活発に働かせる神経）を優位にして血管を収縮させるため、より血圧が上昇しやすくなります。

糖尿病の人は、血管中にブドウ糖がだぶついて、血管に圧力がかかっています。この高血糖の状態に高血圧が加わると、血管が傷つき、糖尿病の合併症が起こるリスクが高まるのです。塩分のとりすぎを防ぐには、カツオ節やコンブなどのだしを利かせたり、塩分を含まない酢やコショウ、からし、ワサビ、ニンニク、ショウガ、トウガラシ、レモン、カレー粉などを使ったりすれば、塩分が少なくても満足できます。

また、カリウムの多い野菜や海藻などを食べれば、ナトリウムの排出が促されます。ただし、腎臓（じんぞう）病の人などはカリウムのとりすぎには注意してください。

（梶山靜夫）

Q 102
1日3食の献立を考えるさいのコツを教えてください

栄養バランスの整った理想的な食事は、日本の伝統的な食事スタイルである「一汁二〜三菜」です。一汁は汁物、二〜三菜は主菜1品と副菜1〜2品、それに主食のご飯で構成されます。

主菜は肉や魚介類、卵、豆腐など主にたんぱく質がとれるおかず。副菜は、野菜や海藻、キノコなどのビタミンやミネラル、食物繊維が十分にとれるおかずにします。汁物や主食に、野菜や海藻などを入れて具だくさんにすれば、副菜は1品にしてもかまいません。必要に応じて、牛乳・乳製品を加えます。

こうした食事スタイルを定着させるために、**おぼんやランチョンマットを敷いて、一汁二〜三菜の料理を載せるのもいいでしょう。**おぼんやランチョンマットから器がはみ出してしまう場合は、器が大きいことも考えられますが、料理の量が多すぎる可能性が大きいでしょう。おぼんやランチョンマット内に料理を収めることで、食べすぎの防止にも役立ちます。

（梶山靜夫）

Q103 血糖コントロールに役立つ調味料はありますか？

高血糖の人におすすめなのは、日常的に酢をとることです。

酢の主成分である酢酸（さくさん）には、血糖値の上昇を緩やかにする働きがあります。**食事といっしょに酢をとると、酢酸の働きによって食べ物が胃から腸へ送り出されるのに時間がかかり、小腸での糖質の吸収が遅くなるのです。**

酢酸には、血圧を上昇させるホルモンの作用を抑える働きもあります。酢の酸味を料理に生かせば、塩分を少なくしても、もの足りなさを感じにくくなるという利点もあります。さらに、酢酸には血液中の余分な脂質を減らす作用もあります。

糖尿病の人は、高血圧や脂質異常症などの生活習慣病も併発しやすい傾向にあるので、**1日大さじ1杯程度の酢を、料理に使ったり、水や炭酸水、牛乳などで割ったりしてとるようにするといい**でしょう。

酸味が苦手な人は、酢を加熱料理に使う方法もあります（加熱しても酢の有効成分は失われない）。黒酢、リンゴ酢、ワインビネガー、バルサミコ酢など味や香りに特徴のある酢も出回っているので、好みに合わせて選んでみてください。

（梶山靜夫）

Q104 肉が大好物で、つい食べすぎてしまいます。どうしたらいいのですか？

肉は重要なたんぱく源で、牛肉には鉄、豚肉にはビタミンB群やカリウム、鶏肉にはビタミンAなどの栄養素も豊富に含まれています。

しかし、肉の脂は動脈硬化を進行させ、生活習慣病や肥満を招く原因になります。**血糖値が高い人は、なるべく肉を食べすぎるのをさけて、たんぱく質を魚や大豆製品から積極的に補給したほうがいいでしょう。**

とはいえ、肉もたんぱく質の重要な補給源。**肉料理を食べるときは、脂肪の少ない部位を選んで食べることが大切です。**牛肉や豚肉は、ロース・バラ肉はさけて、ヒレ・モモ・肩肉を選びましょう。鶏肉は、手羽先・モモと比べて、胸肉やササミのほうが適しています。そして脂の多い皮の部分を取り除くと、カロリーが低くなります。

調理法の工夫も重要です。肉を揚げ物にすると高脂肪・高カロリーになってしまいます。肉をゆでこぼせば脂（あぶら）は減るものの、うまみも流れ出てしまうので、網焼きやオーブン焼き、蒸し焼きなどの調理法の料理を選ぶといいでしょう。

（梶山靜夫）

Q105 スイーツや果物は食べてもかまいませんか？

朝・昼・夕の食事以外の間食をすると、糖質やエネルギーのとりすぎにつながり、血糖値のコントロールが難しくなります。

特に甘い菓子類をどうしても食べたいときには、午後3～4時に食べるようにしてください。こうすれば、食後血糖値の上昇が緩やかになります。

果物に含まれる果糖は、すぐには血糖値を上昇させませんが、肝臓で中性脂肪に変わって肥満や脂肪肝を招く原因にもなります。また、果物にはバナナやカキ、ブドウといったブドウ糖や果糖を多く含まれるものがあるので注意が必要です。お菓子や果物を食べるなら「スイーツデーを設定してたまに食べる」「食べる量を減らす」といったルールを決めましょう。

また、気をつけたいのが、甘いジュースや清涼飲料水。500ミリリットル入りのフルーツ系炭酸飲料には角砂糖約16個分が、コーラには角砂糖約14個分が、スポーツドリンクには角砂糖約13個分の糖質が入っています。しかも、液体状になっている糖質はあっというまに体内に吸収されてしまうので要注意です。

（梶山靜夫）

Q 106 脂質の摂取は要注意とされていますが、オリーブ油やエゴマ油もダメですか？

糖尿病の人は、塩分とともに脂質のとりすぎも禁物です。脂質をとりすぎると血液の流れが悪くなり、血管に負担がかかって傷つきやすくなるため、糖尿病の合併症を引き起こしかねないのです。

脂質を構成している脂肪酸は、大きく飽和脂肪酸と不飽和脂肪酸に分けられ、不飽和脂肪酸はさらに多価不飽和脂肪酸と一価不飽和脂肪酸に分類されます。オリーブ油を構成する一価不飽和脂肪酸のオレイン酸は抗酸化作用があり、動脈硬化（血管の老化）を防いで肝臓やすい臓などの働きを高めるといわれています。エゴマ油や、青背の魚に豊富なＤＨＡ（ドコサヘキサエン酸）やＥＰＡ（エイコサペンタエン酸）を構成する多価不飽和脂肪酸（オメガ３系）は、動脈硬化や血栓の予防に役立ちます。

注意したいのは、肉の脂身やバターなどに多い飽和脂肪酸で、悪玉（ＬＤＬ）コレステロールや中性脂肪を増やし、肥満や動脈硬化の原因になります。牛肉や豚肉は脂の少ない部位を使い、鶏肉の皮は取り除くなどの工夫が必要です。

（梶山靜夫）

Q107 ビタミンB1が不足すると糖代謝が低下して血糖値が上がるというのは本当ですか？

ビタミンやミネラルは、体の調子を整える栄養素で、バランスのよい食事（Q102参照）をしていれば補うことができます。その中でも特にビタミンB1は糖尿病と深くかかわっているため、不足しないよう十分に注意したいものです。

ビタミンB1は、体内で糖質をエネルギーに変えるときに必要で、不足すると糖質がうまく使われなくなるため、血糖値が上がったり体が疲れやすくなったりします。

ビタミンB1は、豚肉、大麦・ハト麦などの雑穀、玄米・胚芽米などの精製度の低い米などに多く含まれています。精製度の低い穀類には食物繊維が多く含まれ、白米よりも消化に時間がかかり、食後血糖値が急激に上がりにくいという利点もあります。

毎日食べる主食を、雑穀などに変えれば、ビタミンB1が豊富で、血糖値が上がりにくい精製度の低い玄米や五分づき米、雑穀などに変えれば、血糖値のコントロールに役立ちます。消化器が弱い人は、玄米では胃腸に負担がかかり便秘を招くこともあるので、胚芽を残して表皮を削った五分づき米などを選ぶといいでしょう。

（梶山靜夫）

Q 108 仕事の都合で夕食をとる時間が遅くなってしまいます。気をつけることは？

食事と食事の間隔があき、空腹になってガッツリした食事をとると、食後血糖値が急激に上がりやすくなります。特に、寝る前にたくさん食べると、睡眠中は消費エネルギーがぐんと減るため、夕食でとったカロリーの多くが消費されず、脂肪として体内に蓄積されやすくなります。

とはいっても、夕食の時間が遅くなるのをさけられない人もいるでしょう。そんな人は、**夕方に野菜を先に食べてから、おにぎりやサンドウィッチなど主食になるものを食べます。そして、帰宅後に低カロリーで消化のよいおかずを食べるようにするといいでしょう。**このように主食を食べておけば（主食の前に野菜を食べる）、空腹が満たされるため、夜遅い時間にドカ食いをしてしまうようなことが防げます。

帰宅後に食べるメニューは、野菜・キノコ・海藻類を中心としたサラダ、おひたし、煮物、スープなど。たんぱく質の補給源として、魚や豆腐・卵料理などもおすすめです。もちろん、帰宅後に食べる量は少なめ、を厳守してください。

（梶山靜夫）

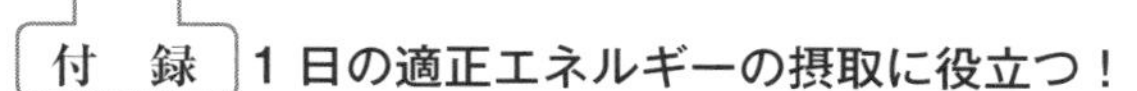

主な食品のカロリー早わかり表

分類	食品名	エネルギー	たんぱく質	脂質	炭水化物	食物繊維
	※可食部100g当たり	kcal（キロカロリー）	g（グラム）	g（グラム）	g（グラム）	g（グラム）
穀類	精白米（穀粒）	**358**	6.1	0.9	77.6	0.5
	精白米（炊いたご飯）	**168**	2.5	0.3	37.1	0.3
	玄米（炊いたご飯）	**165**	2.8	1	35.6	1.4
	五分つき米（炊いたご飯）	**167**	2.7	0.6	36.4	0.8
	発芽玄米（炊いたご飯）	**167**	3	1.4	35	1.8
	雑穀（五穀）	**357**	12.6	2.8	70	5.1
	トウモロコシ（玄穀）	**350**	8.6	5	70.6	9
	米粉	**347**	6	0.7	81.9	0.6
	小麦粉（薄力粉1等）	**367**	8.3	1.5	75.8	2.5
	小麦粉（強力粉1等）	**365**	11.8	1.5	71.7	2.7
	食パン	**264**	9.3	4.4	46.7	2.3
	乾パン	**393**	9.5	4.4	78.8	3.1
	クロワッサン	**448**	7.9	26.8	43.9	1.8
	スパゲッティ（ゆで）	**165**	5.4	0.9	32	1.7
	そば（ゆで）	**132**	4.8	1	26	2
	うどん（ゆで）	**105**	2.6	0.4	21.6	0.8
	そうめん（ゆで）	**127**	3.5	0.4	25.8	0.9
	中華めん（ゆで）	**149**	4.9	0.6	29.2	1.3
	中華カップめん（油揚げ）	**448**	10.7	19.7	56.9	2.3
	中華即席めん（油揚げ）	**458**	10.1	19.1	61.4	2.4
イモ類	ジャガイモ（水煮）	**73**	1.5	0.1	16.8	1.6
	サツマイモ（蒸し）	**134**	1.2	0.2	31.9	2.3

分類	食品名	エネルギー	たんぱく質	脂質	炭水化物	食物繊維
	※可食部100g当たり	kcal（キロカロリー）	g（グラム）	g（グラム）	g（グラム）	g（グラム）
イモ類	サトイモ（水煮）	**59**	1.5	0.1	13.4	2.4
	ナガイモ（生）	**65**	2.2	0.3	13.9	1
甘味類	上白糖	**384**	0	0	99.2	0
	三温糖	**382**	微量	0	98.7	0
	黒砂糖	**354**	1.7	微量	89.7	0
	黒蜜	**199**	1	0	50.5	0
	ハチミツ	**294**	0.2	0	79.7	0
豆類	大豆（全粒、乾）	**422**	33.8	19.7	29.5	17.9
	木綿豆腐	**72**	6.6	4.2	1.6	0.4
	絹ごし豆腐	**56**	4.9	3	2	0.3
	凍り豆腐（水煮）	**115**	10.7	7.3	1.1	0.5
	油揚げ（生）	**410**	23.4	34.4	0.4	1.3
	生揚げ	**150**	10.7	11.3	0.9	0.7
	納豆	**200**	16.5	10	12.1	6.7
	おから（生）	**111**	6.1	3.6	13.8	11.5
野菜類	キャベツ（生）	**23**	1.3	0.2	5.2	1.8
	ハクサイ（生）	**14**	0.8	0.1	3.2	1.3
	ホウレンソウ（ゆで）	**25**	2.6	0.5	4	3.6
	コマツナ（生）	**14**	1.5	0.2	2.4	1.9
	ネギ（根深、生）	**34**	1.4	0.1	8.3	2.5
	タマネギ（生）	**37**	1	0.1	8.8	1.6
	ブロッコリー（生）	**33**	4.3	0.5	5.2	4.4

付録

1日の適正エネルギーの摂取に役立つ！
主な食品のカロリー早わかり表

分類	食品名 ※可食部100g当たり	エネルギー kcal（キロカロリー）	たんぱく質 g（グラム）	脂質 g（グラム）	炭水化物 g（グラム）	食物繊維 g（グラム）
野菜類	ニンジン（生）	**39**	0.7	0.2	9.3	2.8
野菜類	ゴボウ（生）	**65**	1.8	0.1	15.4	5.7
野菜類	ダイコン（根、生）	**18**	0.5	0.1	4.1	1.4
野菜類	キュウリ（生）	**14**	1	0.1	3	1.1
野菜類	ナス（生）	**22**	1.1	0.1	5.1	2.2
野菜類	トマト（生）	**19**	0.7	0.1	4.7	1
果実類	イチゴ（生）	**34**	0.9	0.1	8.5	1.4
果実類	メロン（生）	**42**	1	0.1	10.4	0.5
果実類	リンゴ（皮つき、生）	**61**	0.2	0.3	16.2	1.9
果実類	ミカン（温州、生）	**46**	0.7	0.1	12	1
果実類	スイカ（赤肉、生）	**37**	0.6	0.1	9.5	0.3
果実類	バナナ（生）	**86**	1.1	0.2	22.5	1.1
果実類	ブドウ（生）	**59**	0.4	0.1	15.7	0.5
果実類	モモ（生）	**40**	0.6	0.1	10.2	1.3
キノコ類	シイタケ（ゆで）	**19**	2.4	0.4	5.9	4.8
キノコ類	シメジ（本、ゆで）	**16**	2.8	0.6	4.1	3.3
キノコ類	ナメコ（ゆで）	**14**	1.6	0.1	5.1	2.7
海藻類	ワカメ（原藻、生）	**16**	1.9	0.2	5.6	3.6
海藻類	コンブ（素干し）	**145**	8.2	1.2	61.5	27.1
海藻類	ヒジキ（干し、ゆで）	**10**	0.7	0.3	3.4	3.7
魚介類	アジ（皮つき、生）	**126**	19.7	4.5	0.1	0
魚介類	サバ（生）	**247**	20.6	16.8	0.3	0

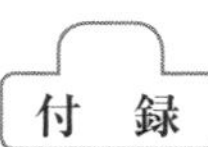

1日の適正エネルギーの摂取に役立つ！
主な食品のカロリー早わかり表

分類	食品名	エネルギー	たんぱく質	脂質	炭水化物	食物繊維
	※可食部100g当たり	kcal（キロカロリー）	g（グラム）	g（グラム）	g（グラム）	g（グラム）
魚介類	イワシ（生）	**169**	19.2	9.2	0.2	0
	シラス干し（微乾燥）	**113**	23.1	1.6	0.2	0
	カツオ（生）	**114**	25.8	0.5	0.1	0
	サンマ（皮つき、生）	**297**	17.6	23.6	0.1	0
	クロマグロ（赤身、生）	**125**	26.4	1.4	0.1	0
	アサリ（生）	**30**	6	0.3	0.4	0
	シジミ（生）	**64**	7.5	1.4	4.5	0
	クルマエビ（生）	**97**	21.6	0.6	微量	0
	ヤリイカ（生）	**85**	17.6	1	0.4	0
肉類	牛肉（肩ロース、生）	**411**	13.8	37.4	0.2	0
	牛肉（ヒレ、生）	**223**	19.1	15	0.3	0
	鶏肉（ムネ、皮なし、生）	**121**	24.4	1.9	0	0
	鶏肉（モモ、皮なし、生）	**138**	22	4.8	0	0
	豚肉（肩ロース、生）	**256**	17.7	19.3	0	0
	豚肉（ヒレ、生）	**112**	22.7	1.7	0.1	0
卵・乳類	鶏卵（生）	**151**	12.3	10.3	0.3	0
	プロセスチーズ	**339**	22.7	26	1.3	0
	ヨーグルト（全脂無糖）	**62**	3.6	3	4.9	0

※出典：日本食品標準成分表（文部科学省科学技術・学術審議会資源調査分科会報告）を一部改変

第 7 章

運動療法についての疑問 10

Q109 糖尿病の人に運動療法がすすめられているのはなぜですか？

運動を行うと、筋肉や肝臓にエネルギー源として貯蔵されていたブドウ糖や脂肪が消費されやすくなります。さらに、運動を日常的に続けることによって、血液中のブドウ糖の濃度を調整するインスリン受容体の感受性が高まります。

その結果、**インスリンの働きが改善し、血液中のブドウ糖が筋肉や肝臓にスムーズに取り込まれるようになり、血糖値が下がって安定しやすくなるのです。**

運動の習慣が身につくと内臓脂肪も消費されるため、高血圧や脂質異常症など、内臓脂肪型肥満による生活習慣病の改善も期待できます。そればかりか、運動は心肺の持久力の向上、ストレスの緩和といった効果もあります。

これまでの研究で、糖尿病の運動療法として有効なのは、ウォーキングなどの有酸素運動と、筋力トレーニング（筋トレ）ということがわかっています。どちらか単独で行っても効果はありますが、両方を併せて行うと筋力も体力もアップし、血糖値を下げる効果がより高まることが明らかになっています。

（梶山靜夫）

Q110 運動するのが適さない人はいますか？

血糖値のコントロールの状態が悪い人は、運動療法を行わないほうがいいケースもあります。インスリンの働きが低下していると、運動をしても筋肉へのブドウ糖の取り込みがうまくいかずに血糖値が上がることもあります。逆に、運動量が多すぎたり、空腹時に運動を行ったりすると血液中のブドウ糖が極端に不足し、低血糖が起こる危険もあるのです。**糖尿病の合併症が進んでいる人**も同様に運動が制限される場合があるので、主治医の指示に従いましょう。

また、**心臓の血管の動脈硬化（血管の老化）が進んでいる人**が突然、運動を始めると、発作が起こって命にかかわる危険性もあるので要注意です。

ひざや股関節、腰に障害がある人も、不適切な運動をすることによって痛みなどの症状が悪化することもあります。

そこで、運動を始める前には、主治医のメディカルチェックを受け、健康状態を調べてもらいましょう。運動を行ってもいいかどうか、行っていいのはどんな運動か、どの程度の強度なら大丈夫かなどを主治医に確認することが大切です。

（梶山靜夫）

Q 111
なるべく早く効果を出したい。激しい運動をしたほうがいいですか？

かつて、糖尿病を改善するには、エネルギーを多く消費する運動を長時間行うことが重視されがちでした。しかし、軽めの運動でも毎日続けることで血糖値の改善が期待できることが明らかになってきました。

筋肉を構成する赤筋という筋線維には、「グルット４」というたんぱく質の一種が存在しています。**グルット４は、インスリンがブドウ糖を細胞内に取り込むのを促し、ブドウ糖の消費を促進する働きをしています。通常、グルット４は筋肉細胞の中で眠った状態になっているのですが、運動をして刺激を与えると、筋肉細胞の表面に出てきて、ブドウ糖が細胞内に取り込まれるのを助けてくれるのです。**

最近の研究で、消費エネルギーが低い人でも、軽めの運動を毎日続けているだけでグルット４を活性化できることがわかってきました。特に、太ももは体内で最も筋肉量が多い部位で、その大半を赤筋が占めています。**太ももの筋肉を刺激するウォーキングやスクワットなどの軽めの運動を続けることが大切です。**

（梶山靜夫）

Q112 糖尿病の人の運動はウォーキングがいいそうですが、なぜですか？

ウォーキングやジョギング、サイクリング、水泳のように、酸素を取り込みながら行う運動を有酸素運動といいます。有酸素運動は、取り込んだ酸素によって血液中のブドウ糖を効率よくエネルギーに変えます。そのため、ブドウ糖の消費が促され、血糖値の改善につながるのです。

体の中で最も大きい筋肉は太ももにある大腿筋（だいたい）で、下半身には全身の約7割の筋肉が集まっています。下半身の筋肉を動かすウォーキングを長期的に続けると筋肉が増え、その分、筋肉にブドウ糖を運ぶインスリンの働きもよくなります。

また、有酸素運動は、ブドウ糖だけでなく脂質の消費も促すため、糖尿病の人が合併しやすい肥満や高血圧、脂質異常症などを改善する効果が期待できます。

血糖値を改善させるためには、有酸素運動を週に3回以上（計150分以上）行い、運動をしない日が2日以上続かないようにすることが理想的とされています。最初は無理のない範囲から始め、徐々に運動量を増やしていきましょう。

（梶山靜夫）

Q 113

ウォーキングをするときに注意すべきことはありますか？

急にウォーキングを始めると、筋肉や関節を傷めることがあります。運動前と運動後に軽いストレッチをして筋肉痛などを残さないようにしましょう。

（梶山靜夫）

ウォーキングの前後にはストレッチを

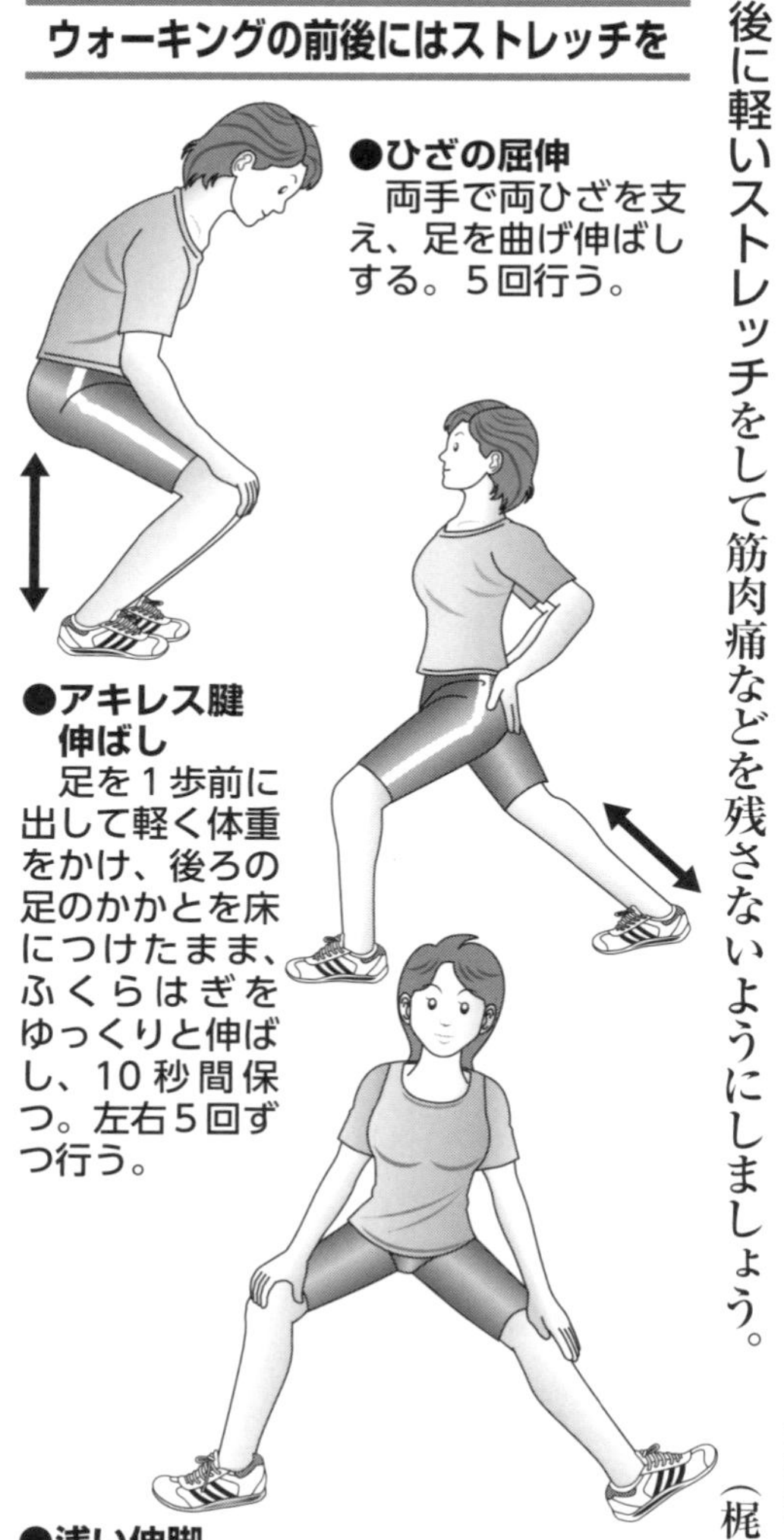

●ひざの屈伸
両手で両ひざを支え、足を曲げ伸ばしする。５回行う。

●アキレス腱伸ばし
足を１歩前に出して軽く体重をかけ、後ろの足のかかとを床につけたまま、ふくらはぎをゆっくりと伸ばし、10秒間保つ。左右５回ずつ行う。

●浅い伸脚
足を肩幅よりも大きく開いて腰を落とし、左右交互に腰をずらしながら足を伸ばす。左右５回ずつ行う。

Q114 忙しくてなかなか歩く時間が取れません。どうしたらいいのですか?

時間が取れないときは、こま切れに運動を行ってもかまいません。例えば、午前中に10分間、昼食後に10分間、夕方に10分間というように、3回に分けてウォーキングをするといいでしょう。

わざわざウォーキングなどの歩く時間を取る必要はありません。**買い物には車を使わずに歩いて行く、少し遠い友人や親せきの家に出向くなど、10分や15分ずつなら歩く時間を増やせるはず**。歩数計を持ち歩き、1日に歩く平均的な歩数がわかったら、その歩数よりも少し多いくらいの、達成できそうな目標歩数を設定して歩いてみましょう。歩数が増えることをめざして歩くと、やる気も出てきます。

また、**立っている時間を増やす**だけでもエネルギーを消費でき、下半身の筋力も鍛えられます。電車内で座らない、電話やスマートフォンは立って使うといった工夫をしてみましょう。特に食後は血糖値が上がりやすいので、皿洗いを行ったり、立ってテレビを見たりするなど、立っている時間を増やすことも大切です。

(梶山靜夫)

Q115 糖尿病の人は筋トレも必要と聞きましたが、なぜですか？

食事からとったブドウ糖の主な貯蔵先は、筋肉です。筋肉が十分にあれば、血液中のブドウ糖をより多く取り込んで効率よく消費することができます。あまり体を動かさずに筋肉を使わないでいると筋肉量が減り、ブドウ糖を取り込む貯蔵場所が少なくなるため、インスリンの働きが低下して血糖値が高くなります。

ブドウ糖の貯蔵場所である筋肉を増やすには、筋肉に負荷をかける筋力トレーニング（筋トレ）を行うのが有効です。

筋トレを行うと筋肉量が増え、筋肉に蓄えられていたブドウ糖がエネルギーとして消費されやすくなります。エネルギーの消費が促されるとブドウ糖が筋肉に取り込まれやすくなるため、インスリンの働きが改善して血糖値が低下するのです。

血糖値を改善するには週に2～3回、10～15回くり返し行う筋トレから始め、徐々に強度や回数を増やしていくことがすすめられています。食後血糖値の急上昇を抑えるため、筋トレは食後しばらくたってから行うといいでしょう。

（梶山靜夫）

Q116 筋力がアップするウォーキングのやり方はありますか？

あります。それが、筋肉に負荷をかける「速歩き」と、負荷を減らす「ゆっくり歩き」を交互にくり返す「インターバル速歩」というトレーニング法です。

ふつうのウォーキングとインターバル速歩を比較した試験を行った結果、インターバル速歩を行ったグループは全身の持久力が上がり、太ももやひざの筋力も向上していました。また、インターバル速歩は高血糖や高血圧、肥満の改善にも効果があり、インスリンの働きや血糖値のコントロールを改善させることも確認されています。

やり方は、ゆっくり歩き3分間と速歩き3分間の計6分間で1セットとし、1日5セット以上、週に4回以上行うことがすすめられます。1日3回に分けて行ったり、休日にまとめて行ったりしても効果はほぼ変わりません。速歩きを3分間行うのがきつければ、最初は1～2分間でもOKです。

運動後30分以内に乳製品をとると、太ももの筋肉が太くなることがわかっています。牛乳を約200ミリリットル（ヨーグルトなら約240グラム）とるといいでしょう。（能勢 博）

インターバル速歩のやり方

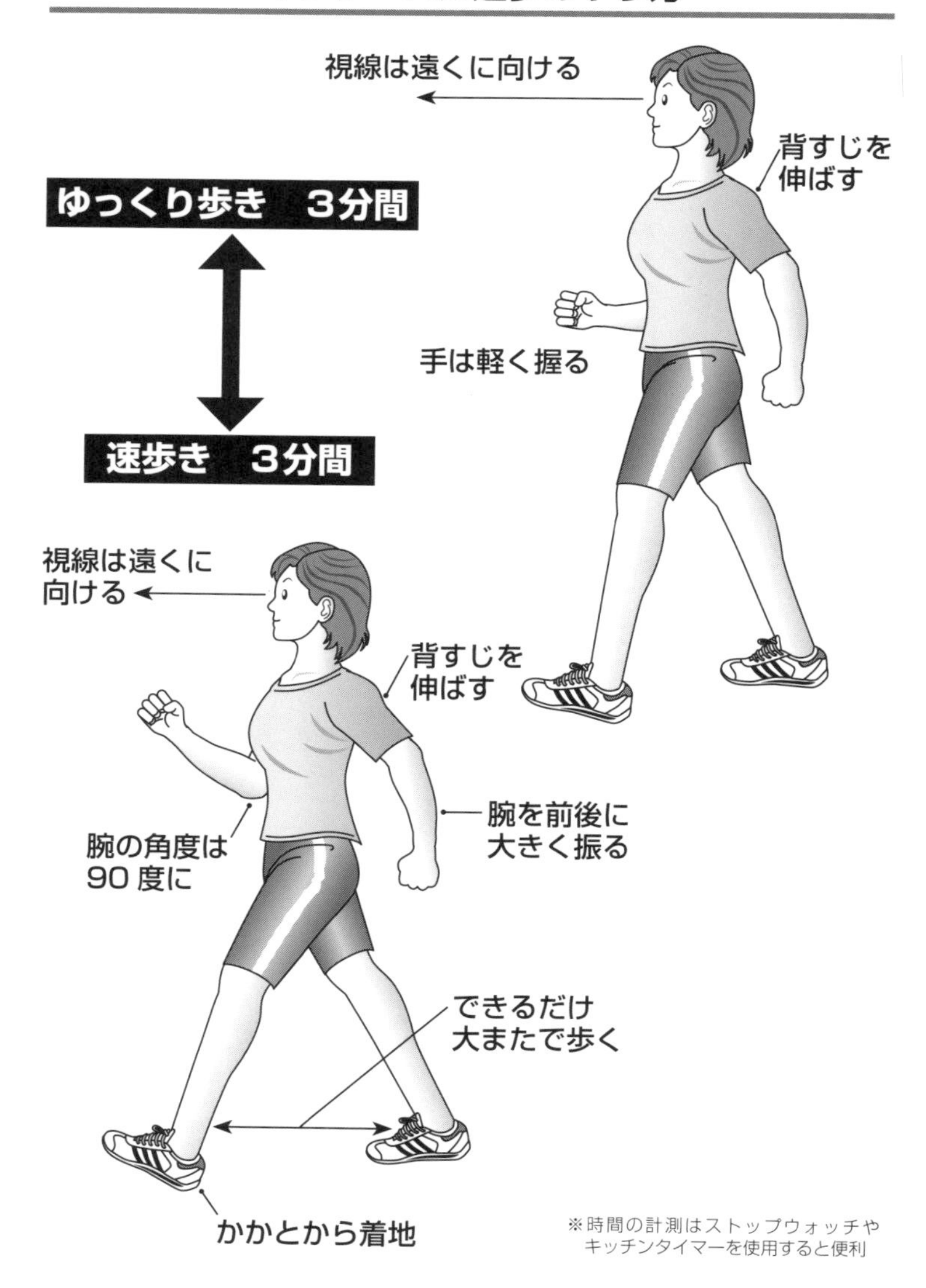

※時間の計測はストップウォッチやキッチンタイマーを使用すると便利

Q117 高齢者でも無理なく始められる筋トレの方法を教えてください

ハードな筋トレではなく、イスや机を利用した無理なくできる筋トレを紹介します。特に下半身を鍛える筋トレを続ければ、高齢になると低下しやすい太ももの筋力がアップし、転倒予防にもなります。毎日続けることで効果が上がります。

（梶山靜夫）

●足上げ

太ももの前の筋肉が硬くなるのを感じることが大切。

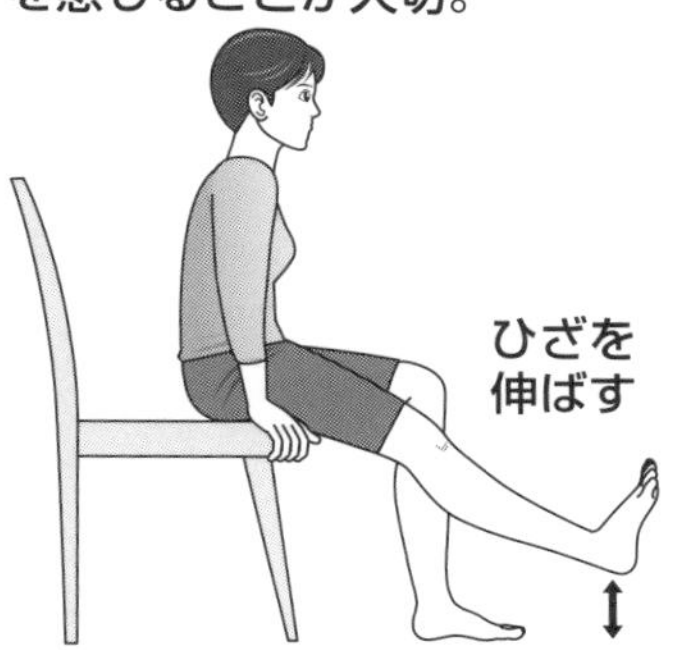

イスに座り、片方の足を10センチの高さまで上げて5秒間ほど静止し、下におろす。

※左右の足で10回ずつ行うのを1セットとし、1日2セット行うのが目安

●片足立ち

姿勢を真っすぐにして立ち、転倒を防ぐために机に手を置き、床につかない程度に片方の足を上げる。

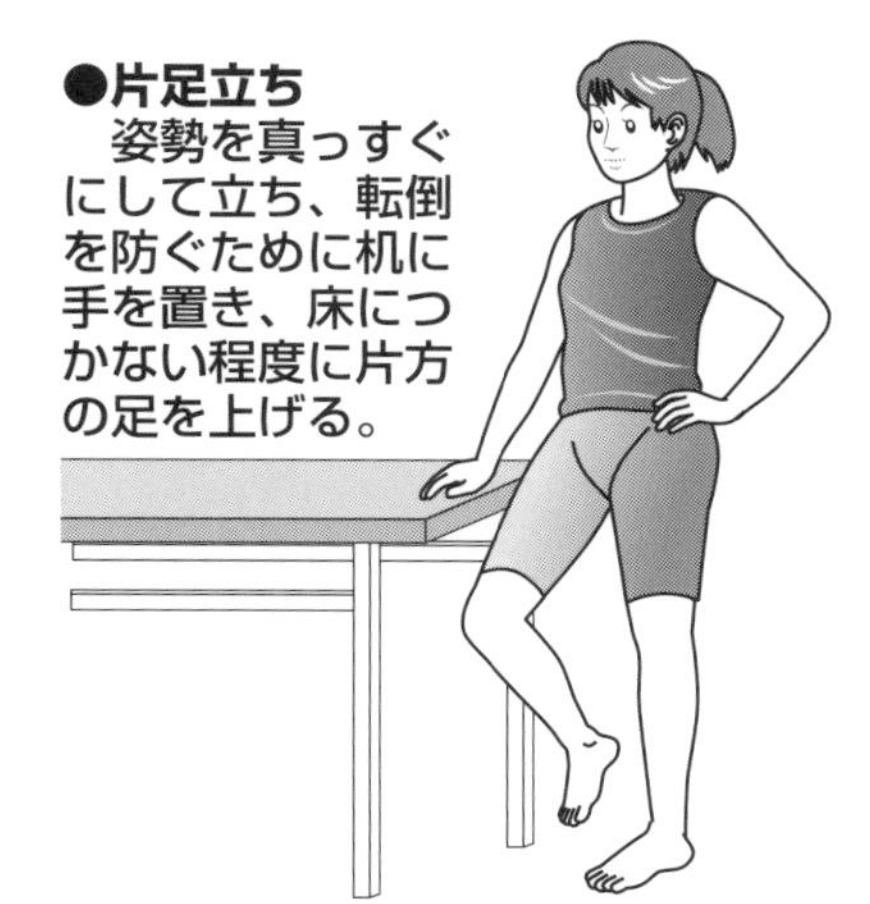

※左右の足で1分間ずつ行うのを1セットとし、1日3セット行うのが目安

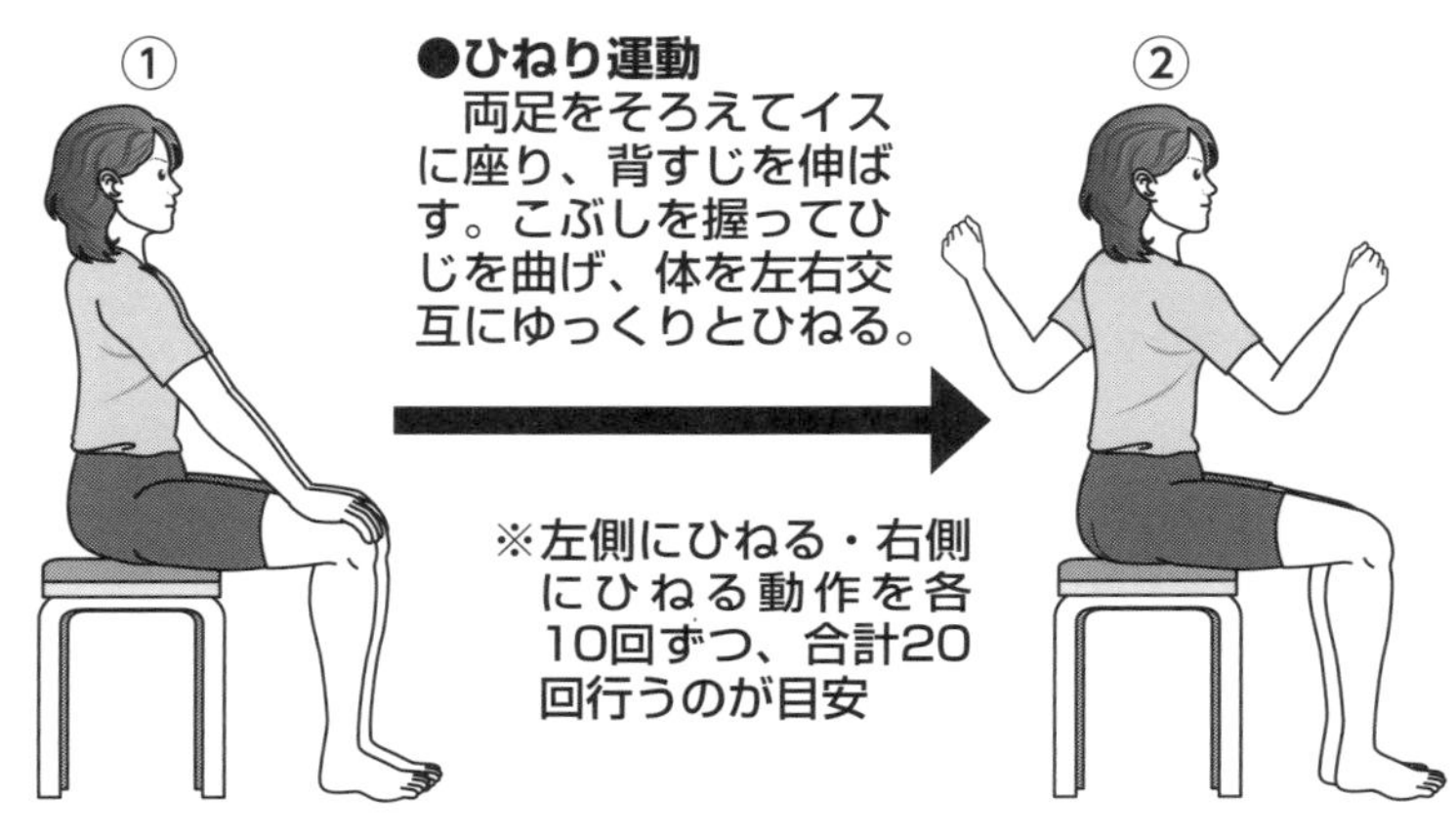

●ひねり運動

両足をそろえてイスに座り、背すじを伸ばす。こぶしを握ってひじを曲げ、体を左右交互にゆっくりとひねる。

※左側にひねる・右側にひねる動作を各10回ずつ、合計20回行うのが目安

●かかと上げ

足を肩幅に開いて両足が平行になるように立ち、イスに軽く手をそえる。無理のない高さまでかかとを上げて爪先で立ち、かかとを下げる。

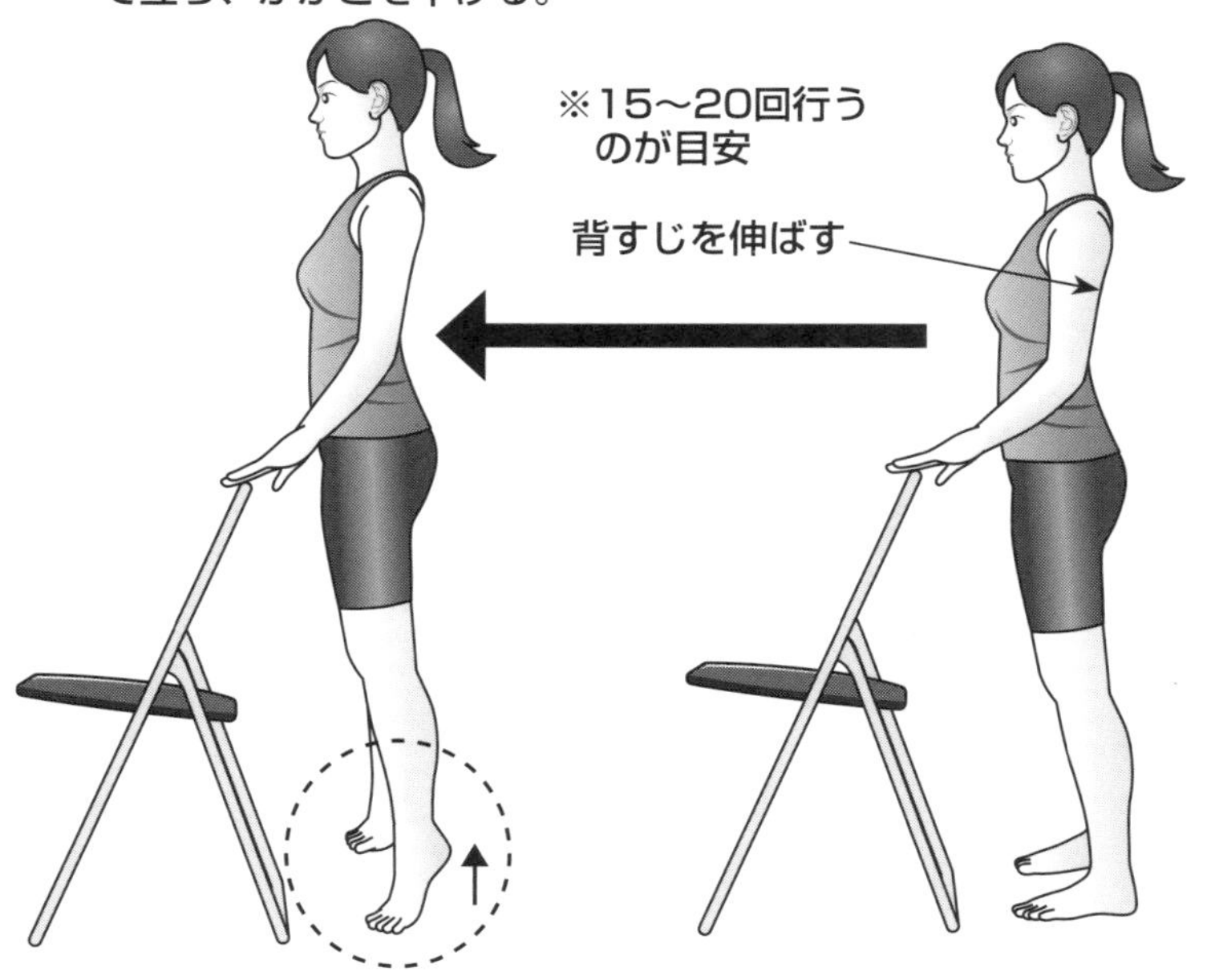

Q118 運動は1種類だけに絞りたい。毎日できる効果的な運動法はありますか？

血糖値を効率よく下げるには、体に過度な負荷をかけずに下半身、特に大腿筋（太ももの筋肉）を刺激するウォーキングなどの有酸素運動や、スクワットなどの筋トレが適しています。太ももには多くの筋肉が集中しており、グルット4（162ページ参照）の働きでブドウ糖や脂肪の燃焼を促してくれます。

スクワットは大腿筋を鍛える理想的な運動ですが、これに有酸素運動の要素を取り入れれば、血糖値を下げる効果がさらに高まります。そこで私が考案したのが、深く呼吸をしながら行う「10秒スクワット」です。

10秒スクワットは、へその下の「丹田」を意識して深く呼吸をしながら、ひざの曲げ伸ばしをゆっくりと行います。ゆっくり行うことで、大腿筋を鍛える効果がより高まるのです。1回の曲げ伸ばしを10秒かけて行うスローな動きなので、高齢者でも無理なくできます。

天候が悪い日でも家の中で手軽にできるため、毎日の習慣にしやすい運動です。ぜひ、毎食後に10秒スクワットを行うことをおすすめします。

（梶山静夫）

10秒スクワットのやり方

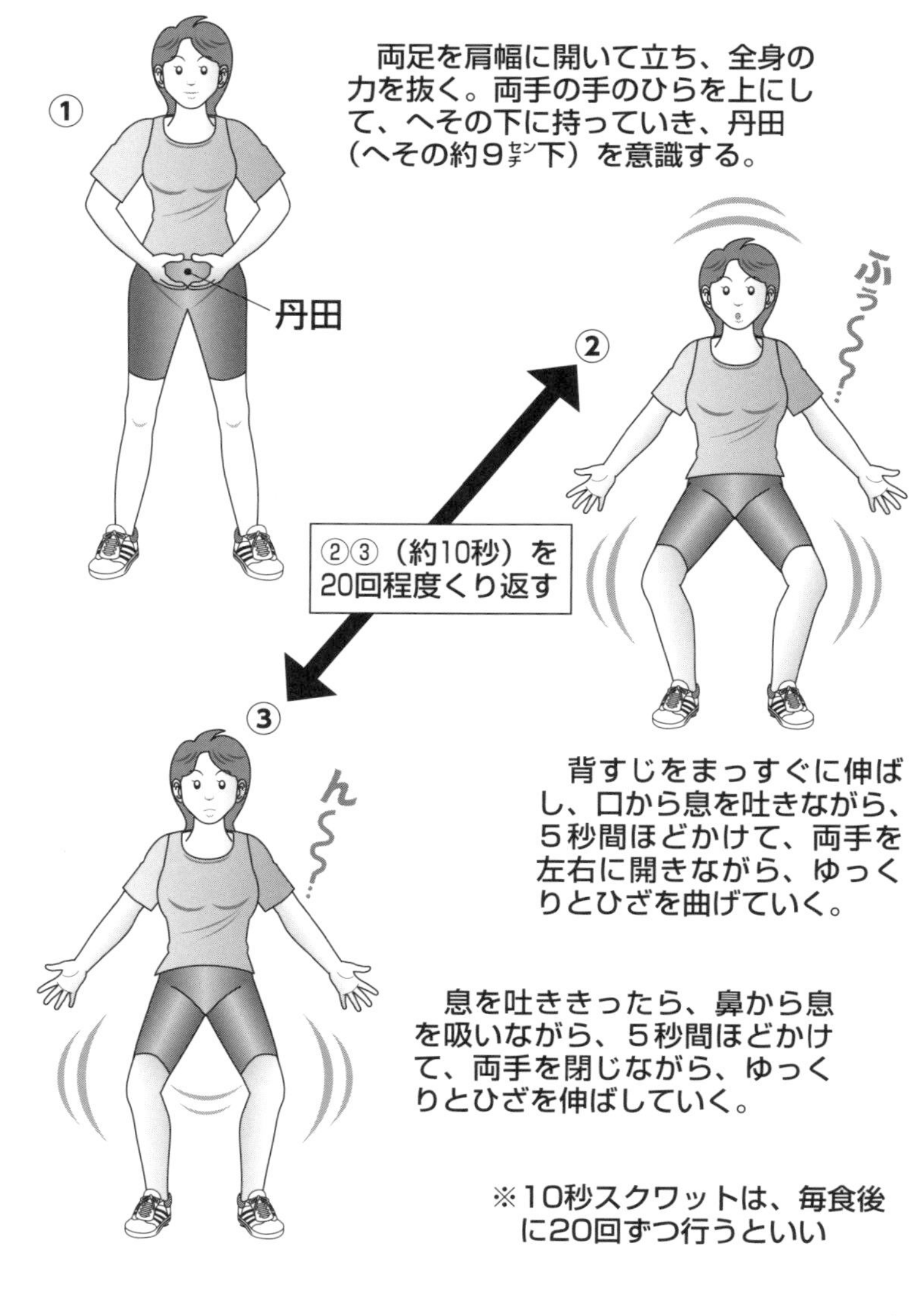

①
両足を肩幅に開いて立ち、全身の力を抜く。両手の手のひらを上にして、へその下に持っていき、丹田（へその約9センチ下）を意識する。
丹田
②
ふぅ〜〜…
③
ん〜〜…
②③（約10秒）を
20回程度くり返す
背すじをまっすぐに伸ばし、口から息を吐きながら、５秒間ほどかけて、両手を左右に開きながら、ゆっくりとひざを曲げていく。
息を吐ききったら、鼻から息を吸いながら、５秒間ほどかけて、両手を閉じながら、ゆっくりとひざを伸ばしていく。

※10秒スクワットは、毎食後に20回ずつ行うといい

第8章

合併症についての疑問 11

Q 119

糖尿病の三大合併症の一つ「糖尿病性網膜症」とはどんな病気ですか？

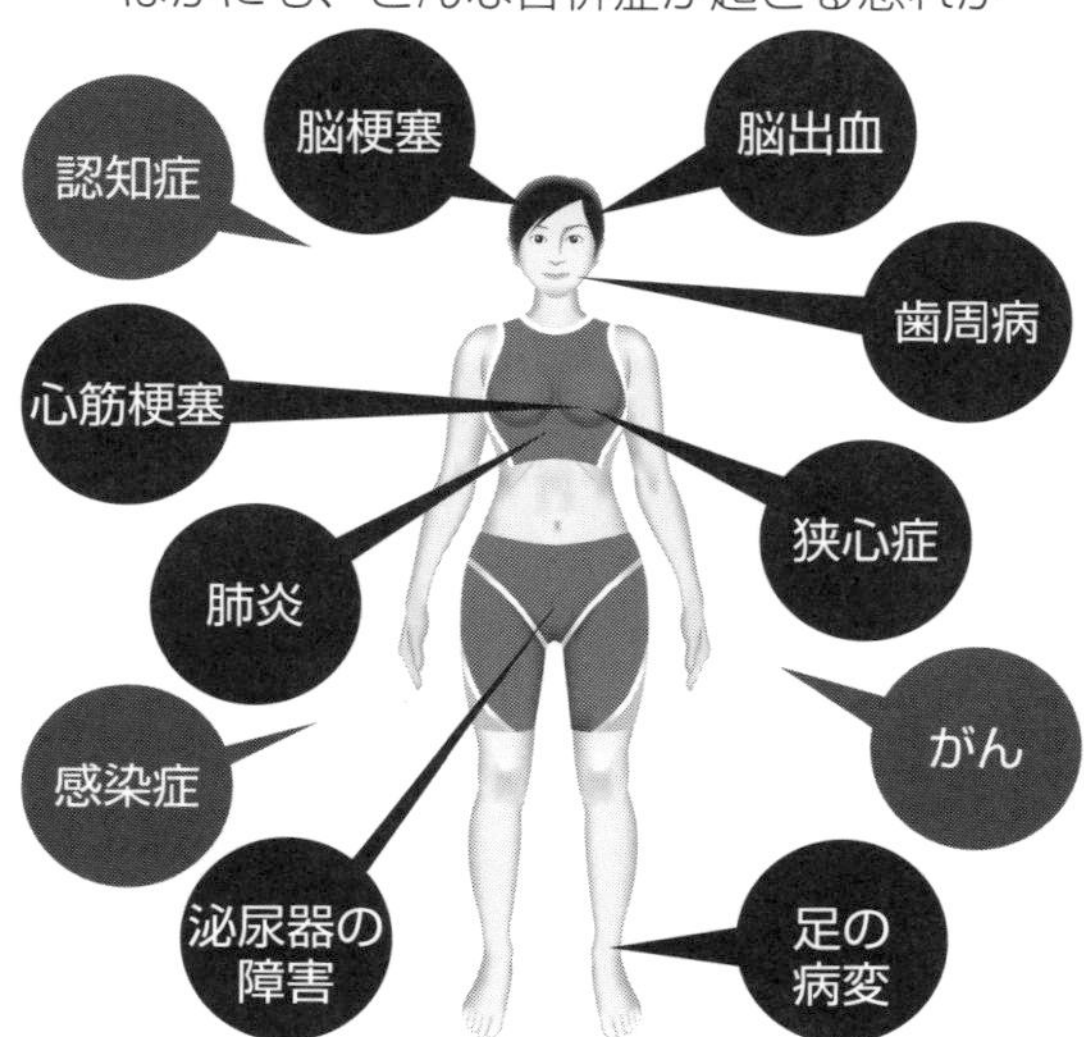

血糖値の高い状態が長く続くと、全身の血管が障害されます。特に神経や目・腎臓（じんぞう）などの細い血管はダメージを受けやすく、これらの血管が傷つくことで合併症が起こります。

また、心臓や脳、足などにある比較的太い血管では、高血糖によって動脈硬化（血管の老化）が進み、心筋梗塞（こうそく）や脳卒中、足の血管の動脈硬化などを引き起こします。

糖尿病の三大合併症の一つ「糖尿病性網膜症」は、高血糖によって、眼球の最も奥にある網膜という部分に張り巡らされた毛細血管が傷ついて起こる病気です。

糖尿病性網膜症は、進行の程度によって、次のような段階に分けられます。

●単純網膜症

網膜の毛細血管がもろくなり、血管の一部がふくらんで毛細血管瘤（りゅう）というコブができたり、小さな出血が起こったり、出血した血液がたまってシミができたりします。

●増殖前網膜症

毛細血管の狭窄（きょうさく）が進行し、血流が悪化して出血の量やシミが増えてきます。

●増殖網膜症

毛細血管が閉塞して血流が途絶え、網膜に酸素や栄養が供給できなくなると、それを補おうとして「新生血管」という異常な血管ができます。**新生血管は非常にもろいため、硝子体（しょうし）（眼球内部の大部分を占める無色透明の組織）が引っぱられると破れて出血しやすく、この出血で硝子体が濁れば、目に入ってきた光が遮（さえぎ）られ、視力が低下します。**また、新生血管の発生に伴い網膜に増殖した膜が引っぱられることによって「網膜剥離（はくり）」を起こす場合があります。それが、物を見るときに重要な黄斑（おうはん）部に及ぶと、急速に視力が低下してしまうのです。

網膜症だけでなく、糖尿病によって白内障や緑内障が起こることもあります。

高血糖の状態が続くと、目の水晶体が変性して濁ってくるため、白内障が起こります。一般的な白内障は、水晶体の周辺から濁りはじめるのに対し、糖尿病の人は水晶体の中心部や後ろのほうから濁ってくるのが特徴です。

また、糖尿病性網膜症が進行し、新生血管が房水をふさいでしまうと眼圧が上昇し、視力の低下や視野の欠けが生じる緑内障が起こります。


（川上正舒）

健康な目の構造

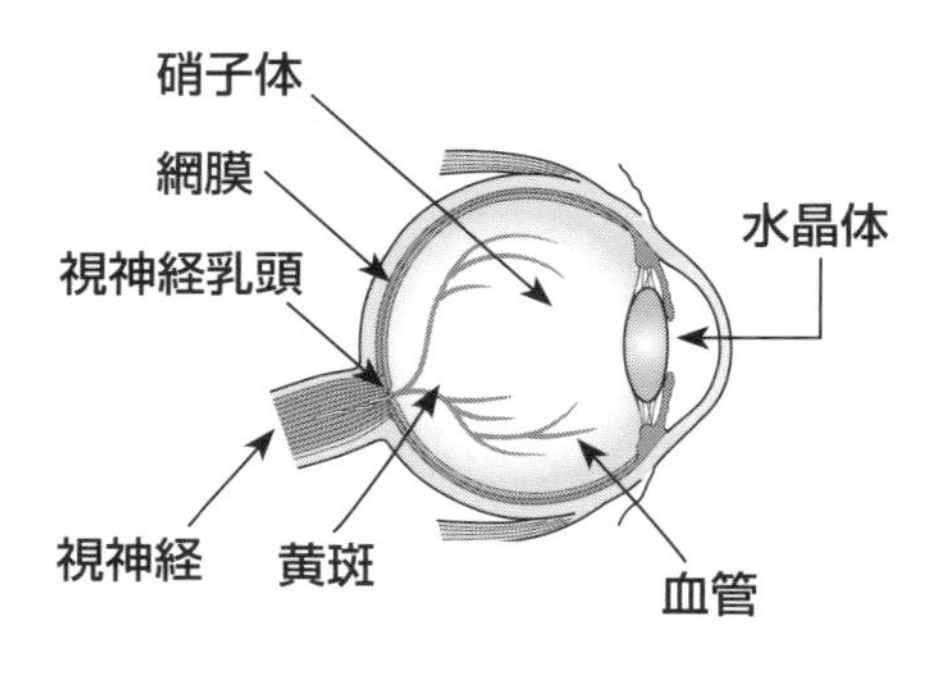

糖尿病性網膜症の進行

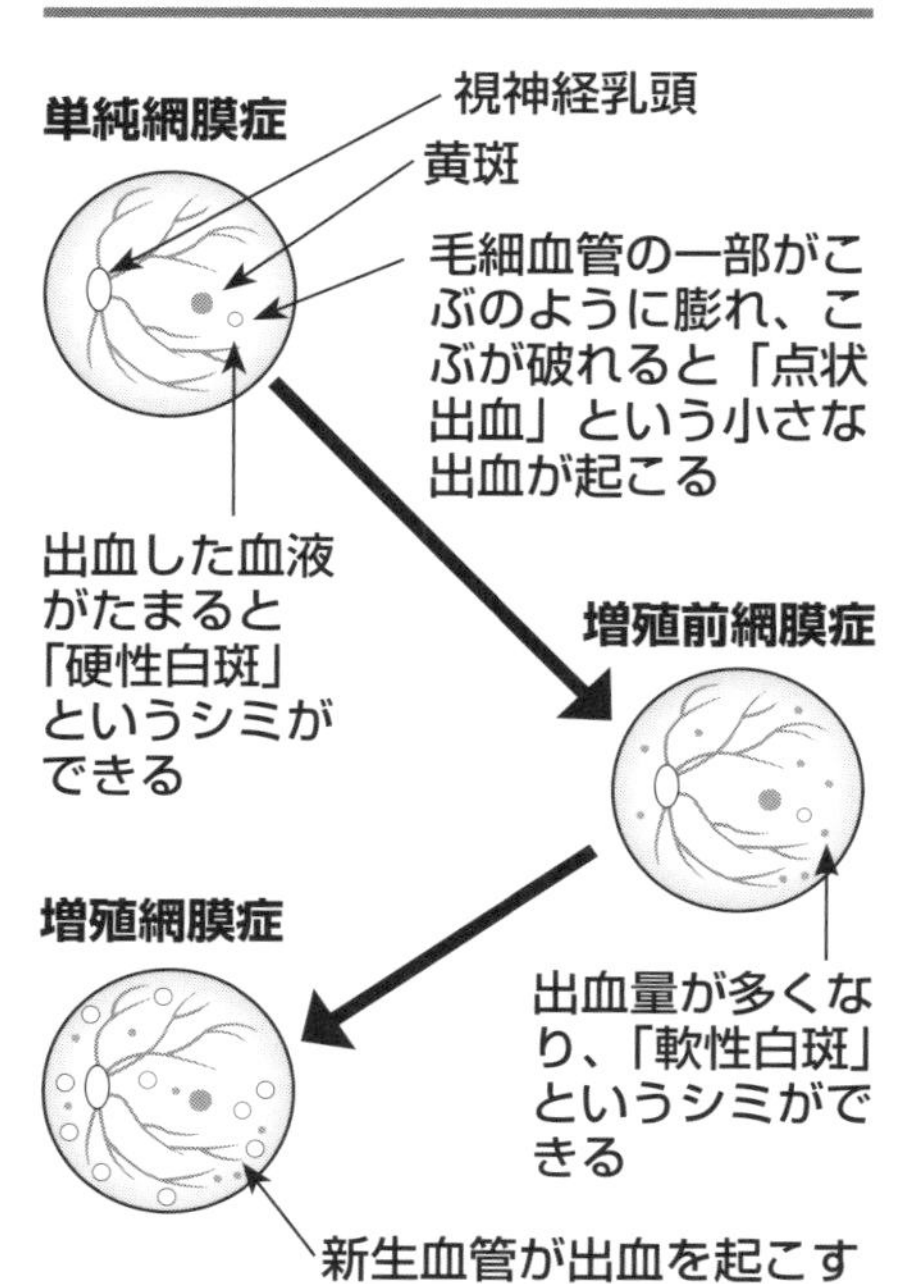

単純網膜症
視神経乳頭
黄斑
毛細血管の一部がこぶのように膨れ、こぶが破れると「点状出血」という小さな出血が起こる
出血した血液がたまると「硬性白斑」というシミができる
増殖前網膜症
出血量が多くなり、「軟性白斑」というシミができる
増殖網膜症
新生血管が出血を起こす

Q120 糖尿病性網膜症が進行すると失明するケースもあるそうですが、防ぐことはできますか？

糖尿病性網膜症は自覚症状がほとんどないため、多くの場合、発見が遅れてしまいます。自覚症状の乏しい時期が長く続き、増殖網膜症（Q119参照）の段階になって初めて、視力の低下を自覚するという人が少なくないのです。

まずは、食事や運動などの生活習慣の見直しや薬物療法によって、血糖値をきちんとコントロールすることが大切です。高血圧も糖尿病性網膜症の発症・進行に深くかかわっているため、血圧のコントロールも重要になります。

また、糖尿病の人は、定期的に眼科を受診し、「眼底検査」や「蛍光眼底造影検査」「光干渉断層計」の検査を受けてください。たとえ検査で網膜に異常が見つからない場合でも、少なくとも1年に1回は眼科で検査を受けましょう。早期に異変を発見して適切な治療を受ければ、本格的な発症を防ぐこともできます。

糖尿病の人は白内障や緑内障を発症するリスクも高くなるため、こうした目の病気の検査も受けることが大切です。

（川上正舒）

Q121 糖尿病性網膜症になると、どのような治療が行われますか？

Q119で説明した単純網膜症の段階では、血糖値のコントロールで経過観察をします。小さな出血なら、消失することもあるのです。

増殖前網膜症の段階では、レーザーによる光凝固治療が行われます。これは、眼球の外からレーザーを照射し、網膜の病変部を焼灼する治療法です。新生血管の発生を防いだり、すでにできた新生血管を退縮させたりします。出血や白斑（出血により血液がたまってできるシミ）を消失させる効果もあります。

増殖網膜症まで進行し、硝子体出血や増殖膜（出血によって網膜にできた膜）が見られる場合には、硝子体手術が行われます。硝子体の出血を吸引し、出血のある硝子体や増殖膜、新生血管を除去します。

また、糖尿病性網膜症になると、毛細血管から血液中の成分がしみ出て、網膜にむくみが生じることがあります。網膜の中央部分の黄斑がむくむ「黄斑浮腫」に対しては、ＶＥＧＦ阻害薬やステロイド薬を使って治療します。

レーザー光凝固治療

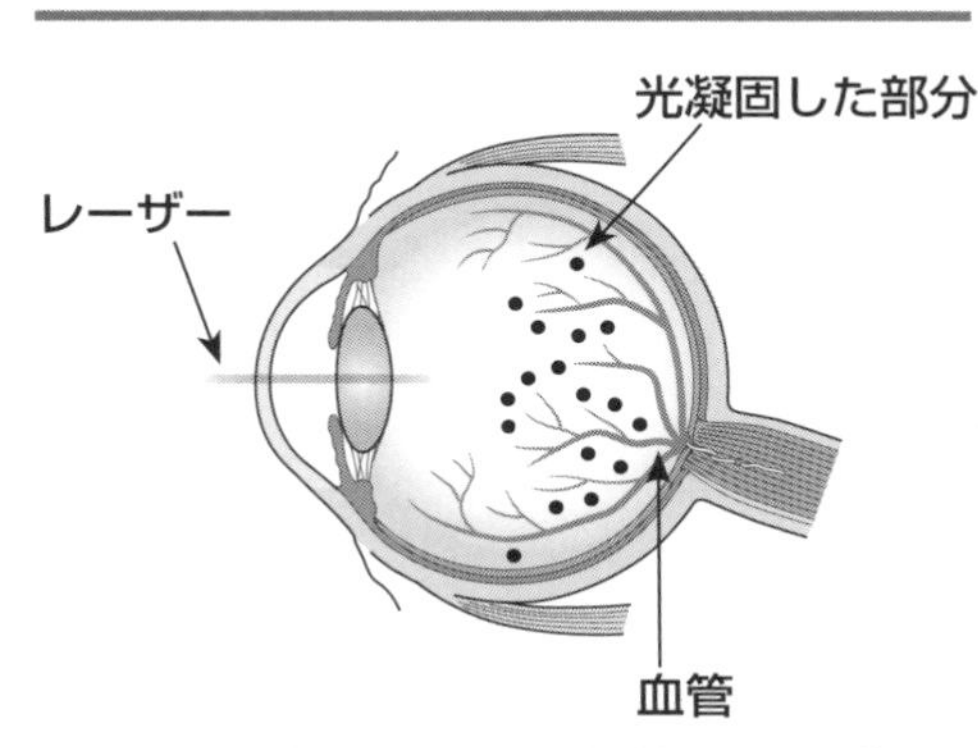

網膜の血管のつまった部分にレーザーを当てて焼き固め、新生血管の予防や治療を行う。

硝子体手術

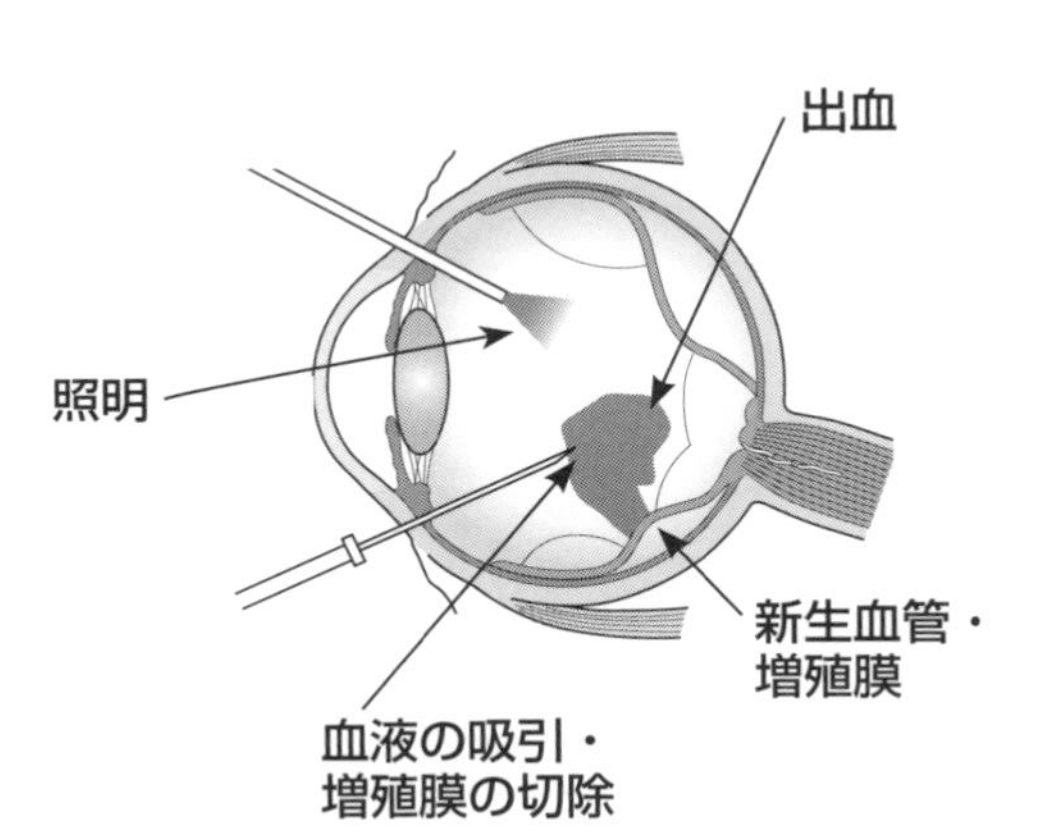

硝子体に器具を挿入し、硝子体の組織や出血、新生血管、増殖膜を取り除く。

なお、糖尿病性網膜症の治療は眼科で行われますが、治療には血糖値のコントロールが欠かせないため、眼科医と主治医の内科医が連携して治療に取り組みます。この連携に役立つのが「**糖尿病連携手帳**」です。血糖値やヘモグロビンA1c、血圧、合併症検査の結果などをそれぞれの医師が手帳に記入することで、患者さんの状態を的確に把握できます。手帳は、主治医に相談して入手しましょう。

（川上正舒）

Q122 三大合併症の一つ「糖尿病性腎症」とはどんな病気ですか？

腎臓の中の細い血管は無数に枝分かれして「糸球体」という塊状の組織になっています。糸球体の血管には小さなすきまがたくさんあり、それが〝ふるい〟のように働くことでろ過され、血液中にたんぱく質を残し、余分な塩分や水分・老廃物などを尿といっしょに排出しています。

血糖値が高くなると、糸球体がダメージを受けて徐々に壊され、本来はこの糸球体を通り抜けないたんぱく質が尿にもれ出てきます。こうした状態が進行すると、糸球体のろ過機能が低下し、老廃物などが体内にたまり、塩分や水分も十分に排出できなくなってしまいます。これが、糖尿病性腎症が起こるしくみです。

糖尿病性腎症の初期には自覚症状がほとんどなく、かなり進行してから体のだるさ、むくみ、吐きけ、食欲不振などが現われます。高血糖が改善されないと、腎臓の機能はさらに低下して腎不全の状態になり、体内の老廃物や余分な水分を人工的に取り除く透析療法が必要になることもあります。

（川上正舒）

糖尿病性腎症が起こるしくみ

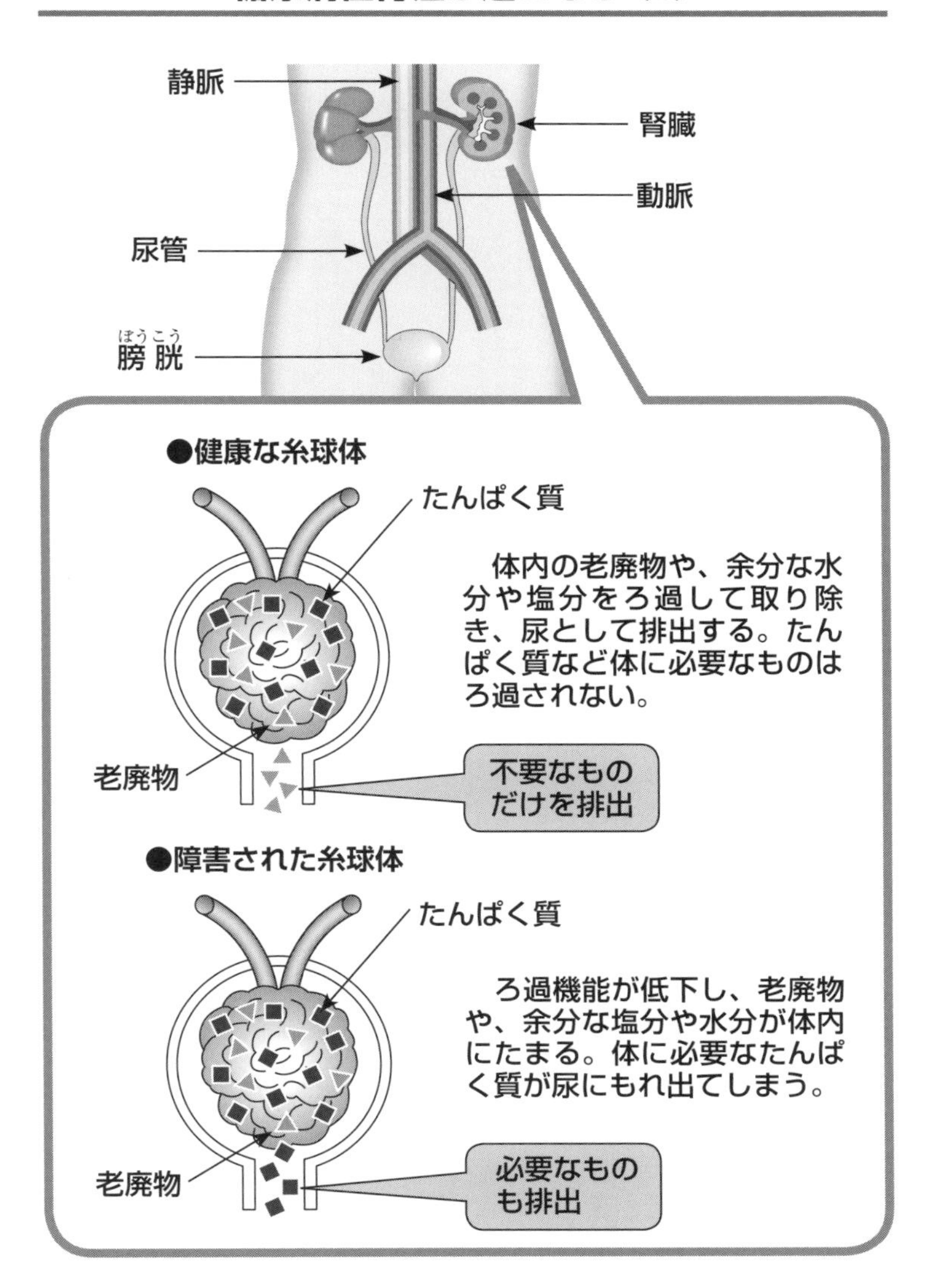

Q 123 糖尿病性腎症が疑われた場合、どんな検査が必要ですか？

糖尿病性腎症（じんしょう）になると、腎臓の糸球体に高い圧力がかかり、たんぱく質が尿にもれ出るようになります。健康診断などの尿検査で、たんぱく尿の「＋」の数値が大きいほど、尿中のたんぱく質の濃度が高いことを示しています。

糖尿病性腎症が疑われる場合は「アルブミン尿検査」がすすめられます。この検査では、アルブミンというたんぱく質の一種が尿にもれ出ているかどうかを調べます。

また、**腎臓の働きが低下すると血液中に増えてくる「血清クレアチニン」も調べます。**クレアチニンは、体内の老廃物の一種で、腎臓の働きが低下すると血液中に増えてきます。この血清クレアチニンの値をもとに、「ＧＦＲ（糸球体ろ過量）」を算出します。この値が「ｅＧＦＲ」で、糸球体が血液をどの程度ろ過できているかという腎臓の働きを表します。

これらの検査を定期的に受けていれば、糖尿病性腎症を早期の段階で発見することが可能です。

（川上正舒）

Q124 「糖尿病性腎臓病」という病名を聞きました。糖尿病性腎症と何が違うのですか？

糖尿病性腎症（じんしょう）は、アルブミン尿があることが診断の前提になっていますが、糖尿病が原因で起こる腎臓病の中にアルブミン尿のないタイプがあることがわかってきました。これを受けて日本糖尿病学会と日本腎臓学会は、アルブミン尿が出るタイプと出ないタイプを合わせて「糖尿病性腎臓病（ＤＫＤ）」と呼ぶことにしたのです。

糖尿病性腎症では、腎臓の糸球体が壊れることで、ここからもれ出たアルブミンが尿中に出ます。しかし、アルブミンが尿中にもれ出ないタイプのＤＫＤは、動脈硬化（血管の老化）による腎臓の働きの低下であり、糸球体は壊れていません。

糖尿病の人は、アルブミン尿を調べる検査とｅＧＦＲを調べる血液検査（Ｑ１２３参照）を数カ月ごとに受けることがすすめられます。

検査の結果、アルブミン尿が「＋（陽性）」の場合は、糖尿病性腎症が疑われます。ｅＧＦＲの値が「60未満」の場合は、アルブミン尿が出ていなくても、ＤＫＤを疑い、さらにくわしい検査を受ける必要があります。

（川上正舒）

Q125 糖尿病性腎症になると、どのような治療が行われますか？

糖尿病性腎症と診断された場合、食事や運動を中心にした生活習慣の改善をはじめ、**血糖値とともに血圧の管理を行います。**

高血圧を合併すると、腎臓の糸球体に血液が入っていくときの圧力が高まり、糸球体がダメージを受けます。そして、腎臓の働きが低下すると塩分や水分の排出が低下し、それを補おうとして腎臓が血圧を高めるため、さらに糸球体がダメージを受けます。こうした悪循環を断つためには、血圧の管理が必要です。

血糖値と血圧が目標値に達しない場合は、腎臓の働きを改善し、糖尿病性腎症の進行を抑える薬物療法の併用も検討されます。

治療薬のＳＧＬＴ２阻害薬は、腎臓に作用して血液中の余分なブドウ糖を尿中に排出させ、糸球体の負担を軽減する効果も期待できます。大規模な臨床試験で、心不全を抑制する効果も確認されました。また、ＧＬＰ—１受容体作動薬も、糖尿病性腎症の進行を抑える効果が報告されています。

（川上正舒）

Q126 糖尿病性腎症が進行すると透析が必要になるそうですが、防ぐことはできますか？

糖尿病性腎症が進行すると、やがて腎臓が本来の機能を果たすことができない「腎不全」の状態に陥ることがあります。そして腎臓の糸球体のろ過機能がほとんど失われている状態になった場合には、透析療法が必要になります。血糖値や血圧のコントロールと並行して、「血液透析」や「腹膜透析」が検討されます。

糖尿病と診断されたあと、なるべく早期のうちから血糖値と血圧をコントロールすれば、合併症を予防する効果のあることがわかっています。

食べすぎや高塩分・高たんぱくの食事は、腎臓に負担をかけるため、**糖尿病性腎症がかなり進行した場合には、たんぱく質やカリウムの制限が必要になることもあります。**透析療法を始めると運動は制限されますが、それ以前の段階では、適度な運動を続けると腎臓の働きが改善する可能性があるとされています。また、メタボリックシンドロームや脂質異常症、高尿酸血症などを合併している場合は、動脈硬化（血管の老化）の進行を抑えるためにも、これらに対する治療が必要です。（川上正舒）

Q127 三大合併症の一つ「糖尿病性神経障害」とはどんな病気ですか？

糖尿病性神経障害は、全身の末梢の神経が壊れる病気です。糖尿病による高血糖で神経障害が起こる理由は、主に二つあります。

一つは、末梢の血管が障害を受けて血流が悪くなり、末梢の神経に栄養や酸素が十分に供給できなくなること。もう一つは、末梢神経そのものが高血糖により変性したり、脱落したりすることです。

糖尿病性神経障害は三大合併症の中で最も多く起こり、比較的初期の段階から症状が現れやすいとされています。**最も多く見られる症状は足指や足裏のしびれ、痛み、感覚マヒ。**中には「足の裏に何かが貼りついている感じがする」「床の上を歩いているのに、砂利道を歩いているような感覚がある」といった症状を訴える人もいます。進行すると、手にも同様の症状が現れることがあります。**目の神経が障害され、黒目の位置が偏ったり、顔面神経が障害されて口のゆがみが現れたりすることもあります。**

末梢神経のうち、自律神経が障害されるとさまざまな症状が現れます。これは、自律神経は、心臓、肺、胃、腸、泌尿器などさまざまな臓器の働きを調節しているためです。例えば、**立ちくらみ**、**不整脈**、**胃もたれ・胸やけ**、**下痢・便秘**、**排尿障害**、**勃起障害**などの症状が見られます。

特に危険なのが不整脈で、突然死を招く原因にもなりかねません。糖尿病が進行すると心筋梗塞を招くリスクが高くなりますが、神経障害を合併すると、心筋梗塞のサインである強い胸の痛みを感じにくくなることがあるので要注意です。

（川上正舒）

糖尿病性神経障害で現れやすい症状

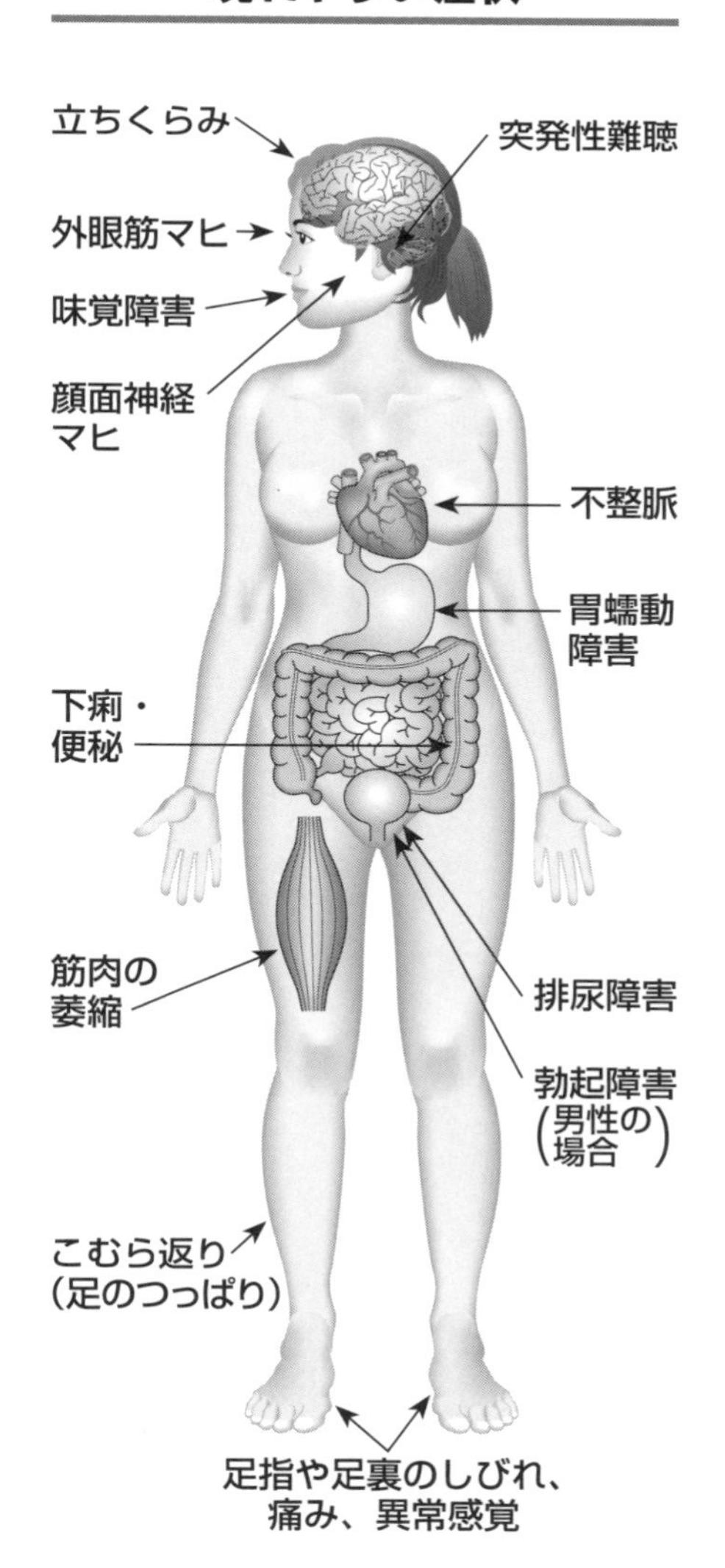

Q128 糖尿病性神経障害では、どんな検査や治療が行われますか？

糖尿病性神経障害を診断する確実な検査法は「神経伝導検査」です。末梢（まつしょう）神経を電気で刺激し、刺激が伝わる速度を測定する検査で、神経障害があると伝導速度が遅くなります。器具でアキレス腱（けん）をたたいて反応を調べる「アキレス腱反射検査」や、振動を伝える音叉（おんさ）をくるぶしなどに当て、振動を感じる時間を測定する「振動覚検査」も実施されます。そのほか「心電図検査」「超音波検査」が行われることもあります。

軽症の神経障害なら、血糖値のコントロールやセルフケアで症状を抑えることはできますが、症状が重かったり、症状が長引いたりすると、改善するのが難しくなります。その場合は、**薬物療法**が行われます。

神経障害の症状は多岐にわたるため、さまざまな薬が使われます。例えば、糖尿病神経障害によるしびれや疼痛（とうつう）に対しては、アルドース還元酵素阻害薬などが処方されます。症状に応じて、鎮痛薬や抗うつ薬、抗けいれん薬、抗不整脈薬、降圧薬、胃腸薬などが使われることもあります。

（川上正舒）

Q129 糖尿病性神経障害が進行すると足の壊疽を招く人もいるようですが、防ぐことはできますか？

糖尿病性神経障害が進行すると全身の感覚がマヒして症状を感じにくくなり、足に靴ずれや傷、やけど、水虫、タコなどができても気づきにくくなります。血糖値の高い状態が続くことで、小さな傷から感染症を招きやすくもなります。

さらに、閉塞性動脈硬化症を合併した場合、足の末端まで血液や栄養が十分に供給できなくなり、感染症によって潰瘍や壊疽が起こり、足や足指を切断しなければならないケースも出てきます。こうしたことを防ぐためには、足に傷などがないかどうか、毎日チェックすることが大切です。そして、足をよく洗って清潔を保ち、爪を切るときには皮膚を傷つけないように注意し、荒れた部分は保湿クリームなどで手入れをします。足に合った靴を選び、靴ずれにも注意しましょう。

足の潰瘍や壊疽を引き起こす閉塞性動脈硬化症は、足の動脈に動脈硬化（血管の老化）が起こり、血管が狭くなったりつまったりすることで血流が悪くなります。最初は手足のしびれや冷感が起こり、やがて下肢の痛みや歩行障害が現れます。

足の壊疽が起こると、従来は切断手術が行われてきましたが、最近では、足の切断を回避できる「インターベンション治療」も一部の医療機関で行われています。これは、狭くなった血管にカテーテルという細い管を通し、その先端に取りつけたバルーン（風船）をふくらませて血管を広げる治療法です。

動脈の閉塞範囲が比較的広い場合には、血流が悪化した血管の代わりの血管を使って迂回路をつくる「バイパス手術」という治療法もあります。（川上正舒）

閉塞性動脈硬化症とは？

足の血管に動脈硬化が起こる

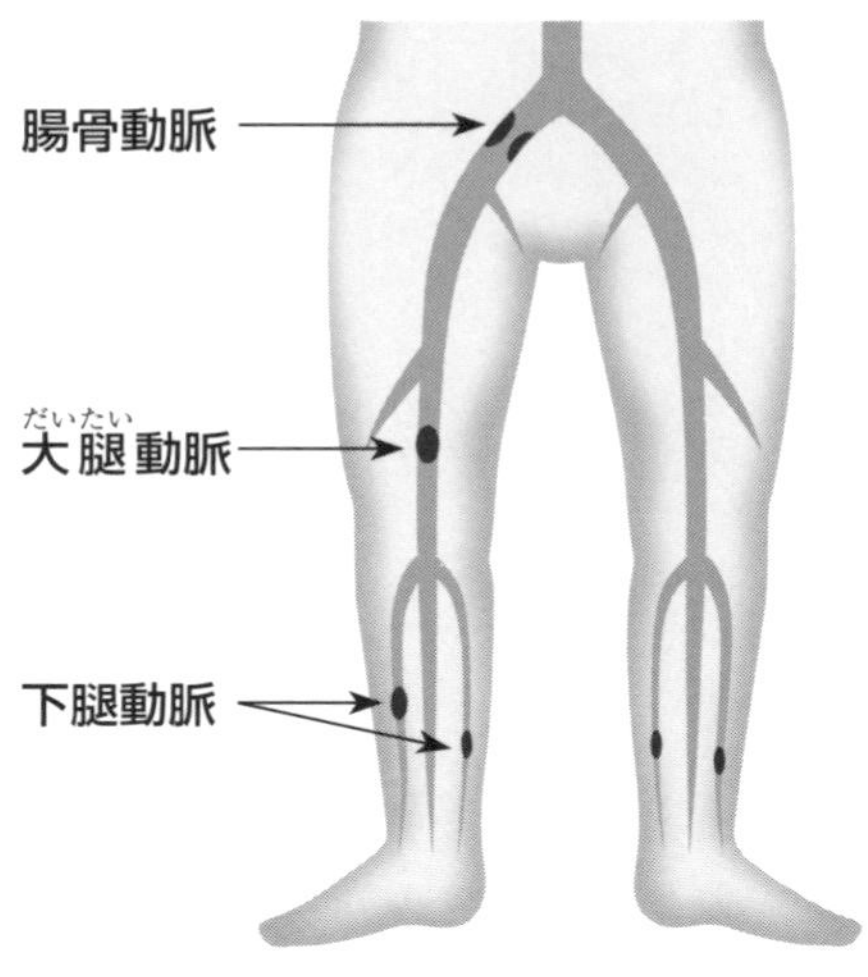

上記のような血管に動脈硬化が起こり、血管の内腔が狭くなったりつまったりすると血流が悪化し、足先に血液が十分に届かなくなる。

どんな症状が現れる？

●足のしびれや冷え
↓
●一定の距離を歩くと下肢が締めつけられるように痛み、歩けなくなるが、休むとまた歩けるようになる
↓
●安静にしていても痛む
↓
●潰瘍や壊疽が起こる

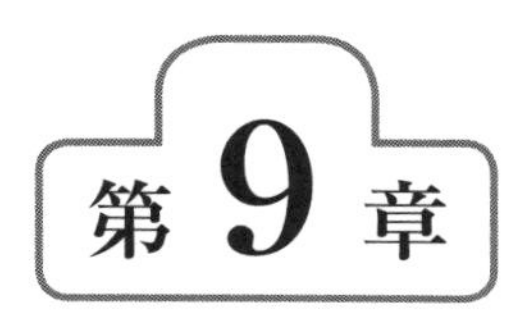

日常生活の注意点やセルフケアについての疑問13

Q130 ストレスも糖尿病を悪化させるそうですが、日常どのような心がけが必要ですか？

ストレスは食べすぎや肥満などとともに、糖尿病を招く原因の一つとされています。ストレスを感じると、体内では副腎皮質(ふくじんひしつ)ホルモンが分泌(ぶんぴつ)され、肝臓に蓄えられている脂肪がブドウ糖に作り替えられて血液中に送り出されます。このホルモン分泌が増大すると、糖代謝が低下して血糖値が上昇してしまうことがあるのです。

これを防ぐには、自分に合ったストレス解消法を身につけ、実行することが大切です。糖尿病の人は食事の見直しが必要ですが、カロリーや糖質を厳しく制限すると、かえってそれがストレスになり、さらなる食べすぎを招いてしまいかねません。

ストレスをうまくかわし、血糖値をコントロールするには、日常で「没頭できる趣味を持つ」「体に無理のない程度の運動を行う」「規則正しい睡眠や食事を心がけて、体を活動的にしたり安静にしたりして自律神経を整える」「入浴やアロマセラピーなどで心身をリラックスさせる」といったことを心がけるといいでしょう。また、悩みを打ち明けられる友人を持つことも大切です。

（川上正舒）

Q131 お酒がやめられません。上手につきあうにはどうしたらいいのでしょうか？

お酒のアルコールは、日本酒1合で200キロカロリーで、インスリンの分泌(ぶんぴつ)を抑制したり増加させたりして血糖値のコントロールを不安定にします。しかも糖質以外の栄養素をほとんど含んでいません。また、お酒を飲むと自己規制が緩んで食事制限もないがしろになりがちなので、できれば飲酒はさけたほうがいいでしょう。

とはいえ、**食事療法や運動療法を行って血糖値が安定していて、合併症も出ていない人の場合、たまには気分をリラックスさせるために適度な飲酒が許可される場合があります。**その摂取量は人によって違いますが、1日2単位（ビールなら中ビン1本、日本酒なら1合）に収め、さらに1週間に1～2回は休肝日を設けましょう。

また、**飲酒のさいには、必ず料理を食べてください。**お酒の肴(さかな)は高脂質、濃い味つけの料理が多いので、そうしたものはさけて、たんぱく質やビタミン、ミネラルが豊富な豆腐、魚、野菜、キノコなどを使った料理を選ぶといいでしょう。

そして深酒は絶対にさけ、適量を楽しく飲むことを心がけましょう。

（川上正舒）

Q 132

肉抜きの食事は耐えられません。血糖値を上げない肉の食べ方はありますか？

糖尿病の食事療法では、自分の推定エネルギー摂取量（138ページ参照）を守ることが基本です。肉は高カロリーですが、推定エネルギー摂取量の範囲内であれば、食べてもいっこうにかまいません。

ただし、牛肉や豚肉の脂身や鶏肉の皮は高カロリーなので、取り除いてください。そうするだけで、かなり肉そのもののカロリーは低下します。また、脂身など肉の脂質は動脈硬化（血管の老化）を進めるので、控えたほうがいいのです。

とはいえ、脂身なしでは満足できないという人もいるはず。そのような人は、食事の順番を変えるといいでしょう。最初に野菜や海藻などの食物繊維の多い料理を食べ、次に肉を食べるようにすれば、最初にとった食物繊維が肉の脂質に絡みついて小腸からの吸収を妨げるので、エネルギー摂取量をかなり抑えることができるのです。

なお、肉の赤身であれば、むしろ積極的に食べたほうがいいでしょう。肉や魚などのたんぱく質が不足すると、筋肉が落ちてしまうからです。

（梶山靜夫）

Q133 外食が多い。どんな店や料理でも血糖値が上昇しにくい食事法はありますか？

糖尿病の人は推定エネルギー摂取量の食事が基本になるとはいえ、この食事を毎日作りつづけるのは大変です。料理が苦手な人や仕事が忙しい人は、レストランや中華料理店などの外食・テイクアウト、あるいはコンビニエンスストアの弁当などに頼らざるを得ない人も多いでしょう。

そのような人は、私が考案した「食べる順番療法」を実行してみてください。これは、**①野菜・海藻などを最初に食べて食物繊維をたっぷりとる→②肉や魚などのたんぱく質をとる→③ご飯やパンなどの糖質を最後にとる**、という食事法。要するに、最初に食物繊維をとり、最後に糖質をとることによって、最初にとった食物繊維が糖質の小腸からの吸収を抑えるため、食後血糖値の上昇が緩やかになるのです。

食べる順番療法は、家での食事はもちろん、外食などでも応用できます。例えば、コンビニ弁当を買う場合は、野菜サラダを一品つけ、最初にサラダから食べればいいのです。よく噛(か)んで、ゆっくり食べることも心がけましょう。

（梶山靜夫）

Q134 油たっぷりの中華料理を外食するときは、どんな食べ方ならいいですか？

中華料理で注意したいのは、油が多く使われていること。糖質も多いので、次のようなことを心がけて、食後血糖値の急上昇を防ぎましょう。

①前菜は葉物野菜の炒め物やピータンなど糖質が少ないものを選ぶ

メイン料理の食べすぎと食後血糖値の急上昇を防ぐためにも、最初に食べる前菜選びは重要です。クウシンサイやチンゲンサイの炒め物などを選びましょう。

②メイン料理は調味料に注意し、麻婆豆腐やピリ辛炒めを選ぶ

中華のメイン料理に使われる調味料やとろみには糖質が多いので要注意。また、唐辛子やショウガは代謝を高めるので、これらを使った料理がおすすめです。

③ラーメンは野菜が多いタンメンなどを選び、スープは残す

タンメンなら食物繊維がとれ、スープを残せば摂取カロリーも塩分も減ります。シュウマイやギョウザは糖質が多いので、1回の食事で3個程度にしましょう。

以上のほか、紹興酒や杏仁（あんにん）豆腐は糖質が多いので極力さけましょう。

（梶山靜夫）

Q135 イタリアンを外食するときは、どんな食べ方ならいいですか？

イタリア料理を外食するときは、次のようなことを心がけましょう。

①コース料理を注文するときは前菜やサラダから食べ、パスタは最後に！

コース料理では、糖質の多いパスタとピザの両方が出てくることがあるので要注意。最初に野菜から食べ、最後にパスタを食べます。パスタは残してもいいでしょう。

②前菜はサラダやマリネを選び、つけ合わせのパンはさける

サラダの食物繊維とマリネの酢には、糖質や脂質の吸収を抑える作用があります。つけ合わせのパンはさけ、どうしても食べたいときは1個だけにしてください。

③ピザは薄い生地のもの、パスタはトマトソース系やペペロンチーノに！

ピザもパスタも糖質の塊なので極力さけたいところ。しかし、どうしても食べたいなら糖質が少なめの薄い生地のピザ、野菜が多めのパスタを選びましょう。

なお、ワインを注文する場合には赤ワインがおすすめ。赤ワインは、白ワインやロゼよりも糖質が少なめで、抗酸化成分のポリフェノールが豊富です。

（梶山靜夫）

Q136 回転ずしを外食するときは、どんな食べ方ならいいですか？

糖尿病の人も、たまには回転ずしを楽しみたいもの。おすしは低カロリーと思われがちですが、しゃり（ご飯）は炭水化物なので、次のようなことに注意しましょう。

①みそ汁や茶碗（ちゃわん）蒸し、小鉢などのサイドメニューを選ぶ

いきなりおすしを食べると血糖値が上昇しやすくなるので、まず野菜の小鉢や茶碗蒸し、みそ汁の具から食べはじめましょう。ガリを最初に食べるのもおすすめです。

②タコやイカ、貝類など硬いネタのおすしから最初に食べる

できれば、貝類など硬いネタのおすしをよく噛（か）んで食べます。よく噛むことで満腹感が得られ、食べすぎを防ぐこともできます。

③旬（しゅん）のネタを選んで、味や香りを楽しみながら、ゆっくり食べる

おすしを食べるなら、味覚や嗅覚（きゅうかく）を働かせて味や香りを楽しみたいもの。そして、ゆっくり食べれば心の満足感も得られ、血糖値の上昇も穏やかになります。なお、しょうゆのつけすぎは塩分の過剰摂取につながるので、さけましょう。

（梶山靜夫）

Q137 間食をするならチョコレートがいいと聞きました。どれくらい食べていいですか？

近年の研究で、カカオ70%以上のダークチョコレートには、インスリンの働きを高め、血糖値を下げる作用のあることがわかっています。

イタリアのグラッシー博士らは、健康な成人15人を対象にダークチョコレートを食べるグループと食べないグループに分け、15日間にわたってブドウ糖負荷試験を行ったところ、ダークチョコレートを食べたグループは、食べないグループに比べ、明らかに血糖値が低下していたのです。これは、**カカオに含まれるポリフェノール（植物の抗酸化成分）の作用でインスリン分泌（ぶんぴつ）がよくなったからと考えられています。**

同様の実験を続けた結果、脂肪の燃焼アップ、血圧の安定、肝機能の向上、さらには便秘の改善、ストレス解消などさまざまな健康効果が確認されています。

ちなみに、カカオの割合が多い高カカオのチョコレートほど、ポリフェノールや食物繊維が豊富で低カロリーです。ポリフェノールは体内に貯蓄できないので、**1日2～3粒食べるといいのではないでしょうか。**間食にもピッタリです。

（梶山靜夫）

Q138 歯周病が糖尿病を悪化させると聞きました。歯磨き以外に日常心がけるべきことは？

歯周病は、糖尿病の三大合併症（腎症・網膜症・神経症）などに次ぐ合併症として注視されています。口の中にすみ着いた多数の歯周病菌は、インスリンの働きを阻害する炎症物質を作り出します。すると血糖コントロールがうまくいかなくなり、糖尿病を引き起こしたり悪化させたりするのです。その一方で、糖尿病になると免疫力（病気から体を守る力）が低下するので、歯周病菌に感染しやすくなります。

しかし、糖尿病の人もしっかり治療すれば、歯周病の発症を抑えられます。また予防が大切で、歯磨きをはじめ、日常の口腔内のセルフケアも心がけましょう。

ところで、Ｑ１３７で述べたように、カカオ70％以上のダークチョコレートは、ポリフェノールを多く含み、インスリンの働きを高める作用があります。それだけでなく、**ダークチョコレート自体、歯周病の改善に有効であることが岡山大学の予防歯科学の研究でわかっています。**糖尿病の人や歯周病が心配な人は、毎日の口腔ケアに加え、高カカオのチョコレートを適量食べるのもいいでしょう。

（梶山靜夫）

Q139 糖尿病の人に必要な足のケアはどのように行ったらいいのですか？

糖尿病の人は神経障害や血流障害が起こりやすくなります。血流障害があると足先まで栄養や酸素が十分に行き渡らず、足に傷ができても、なかなか治りません。これを放置すると、足が壊疽（組織や細胞が局部的に死ぬこと）に陥ることもあります。

このような事態を防ぐためには、足のチェックとケアが大切です。

毎日の習慣にしたいのが、足のチェック。足に傷や腫れがないか、タコやウオノメ、水虫などができていないか、色が変わっている部分はないかを確認しましょう。

次ページの「足のチェックシート」を用いれば、日々の足の変化を書き込めるので便利です。そして、なんらかの異常を見つけたら、すぐに病院を受診しましょう。

足のケアも毎日こまめに行いましょう。石鹸で足の裏から足指の間まで丁寧に洗って清潔にし、その後は保湿クリームを塗っておきます。爪を切るときは深爪に気をつけ、切った爪をやすりで磨いて肌を傷つけないようにしましょう。

靴の選び方も大切です。自分の足に合った靴かどうかを確認しましょう。履いたと

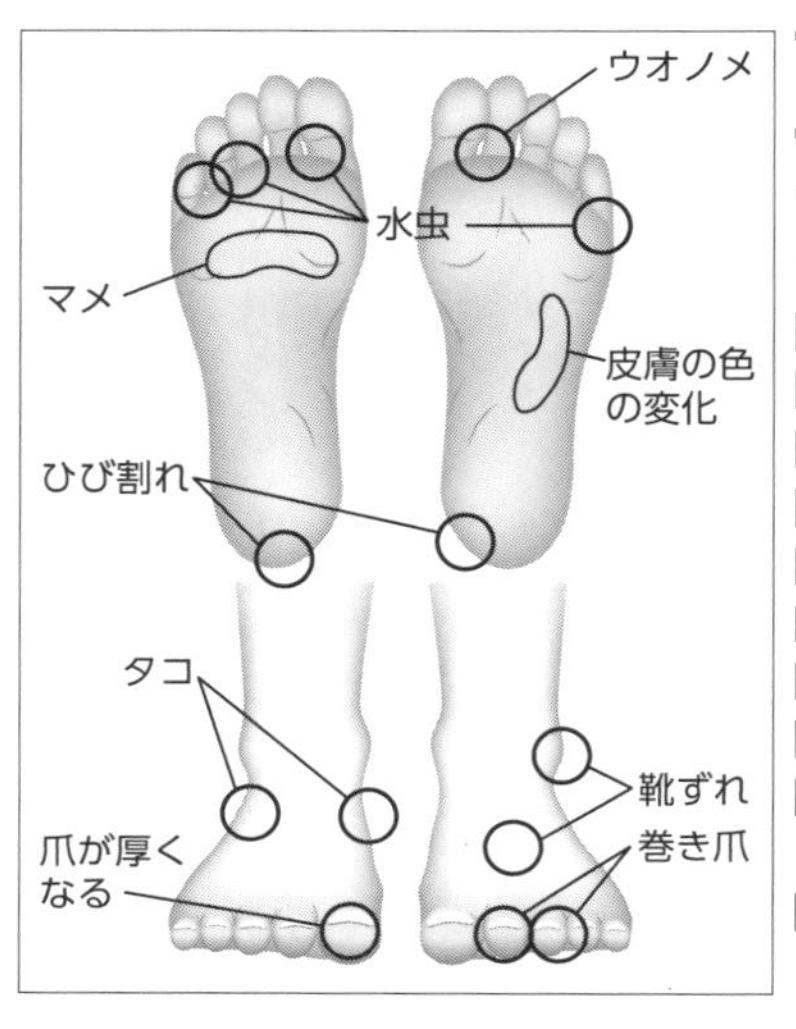

足のチェックをしよう

←気になる部分を◯で囲み、
↓当てはまる項目にレ印をつけよう。

□タコ・ウオノメ・マメができている
□靴ずれができている
□水虫ができている
□ひび割れができている
□傷ができていて、傷が治りにくい
□爪が厚くなる。巻き爪になる
□皮膚や爪の色が変化している
□悪臭がする
□足が冷たい。しびれたような痛みがある
□皮膚感覚が鈍くなり、痛みを感じにくい

き圧迫感がなく、かかとの後ろがこすれない靴が理想です。

靴下は、吸湿性のよい木綿やウール素材を選びましょう。はだしで靴を履くと水虫や傷の原因になるので、靴下を履きましょう。

寒い季節に気をつけたいのが、こたつやあんかなどの暖房器具や使い捨てカイロによる低温やけどです。糖尿病の人は熱さを感じにくくなっているので、暖房器具などが肌に直接触れないように注意してください。

大切なことは、少しでも足の異常を発見したら、すぐに主治医や最寄りの病院を受診すること。**病院によっては「フットケア外来」を開設しているので、異常の有無に関係なく一度受診してケアのアドバイスを受けるといいでしょう。**

（川上正舒）

Q140 ほかの糖尿病の患者さんと情報交換したい。患者会などはありますか?

糖尿病の患者さんどうしの情報交換は、治療のモチベーションを保つために大いに役立ちます。血糖値の自己管理はうまくいかないことが多く、一人で悩んでいてもなかなか解決できません。血糖コントロールのコツを教えてもらったり、体験を話し合ったりして励ましあえる人がいると、精神的な助けにもなるでしょう。

糖尿病の患者さんとその家族、医療関係者で構成されているのが、日本糖尿病協会の「糖尿病友の会」です。全国約1600の病院や診療所にあり、糖尿病の患者さんと医療関係者、糖尿病に関心のある人など、誰でも入会できます。その活動は、主に勉強会、患者さんどうしの情報交換会、ウォークラリーの開催などで、糖尿病の患者さんのための情報誌『さかえ』も配布されています。

自分が通う医療機関に友の会がない場合は、日本糖尿病協会に問い合わせてみてください(本部に個人加入することも可能)。行政などでも糖尿病のセミナーやイベントが開かれており、糖尿病に関する新しい情報を知ることができます。(川上正舒)

Q141 日常の血糖コントロールに役立つグッズはありますか？

糖尿病の血糖値の測定は医療機関での検査が基本ですが、患者さん自身が自己測定することもできます。自己測定で血糖値変動を把握できると、食事や運動、ストレスとの関わりについての理解が深まります。患者さん自身の自己管理意識が高まり、服薬コントロールにもよい影響があるでしょう。

自分で測定できる「**血糖値測定器**」は、調剤薬局などで購入できます。検査の所要時間などに違いがあるので、自分が使いやすいものを選びましょう。なお、インスリン療法をしている場合、血糖値測定器などの購入費用は健康保険が適用されます。

血糖値を含めた体調管理の基本は、体重や血圧の測定です。計測したデータが残る「**ヘルスメーター**」もあるので、これを使って体重や血圧を測定して管理するといいでしょう。太りぎみの人は、腹囲を測るための「**メジャー**」も欠かせません。

「**スマホの歩数計アプリ**」なども役に立ちます。携帯して歩いているだけで歩数や消費カロリーを自動的に計算してくれるので、とても便利です。

（川上正舒）

Q142 地震や水害が心配です。糖尿病の人はどのような備えが必要ですか？

災害はいつ、どこにいるときに起こるかわかりません。

糖尿病の患者さんにとって、災害の備えで一番大切なのは薬です。**すぐに持ち出せるところに、血糖降下薬やインスリン、血糖値測定器などの一式を専用の袋にまとめて入れておきます。**薬の量は、少なくても3日分程度は必要です。職場や出張先で被災する場合もあるので、これらの場所にも予備を保管・携帯すると安心です。

糖尿病連携手帳、お薬手帳、保険証のコピーなども備えておきましょう。

また、**糖尿病患者用IDカード「緊急連絡用カード」**は、災害時だけでなく低血糖や交通事故などの緊急時に必要です。周囲の人や医療関係者に糖尿病であることを知らせ、適切な処置を受けることができるので、財布の中などに入れて常時持ち歩くようにしてください。

被災して避難所生活になると、食事や運動、衛生管理も難しくなります。具体的なケースを想定し、自分を守るために必要な備えをしておきましょう。（川上正舒）

解説者紹介

※掲載順

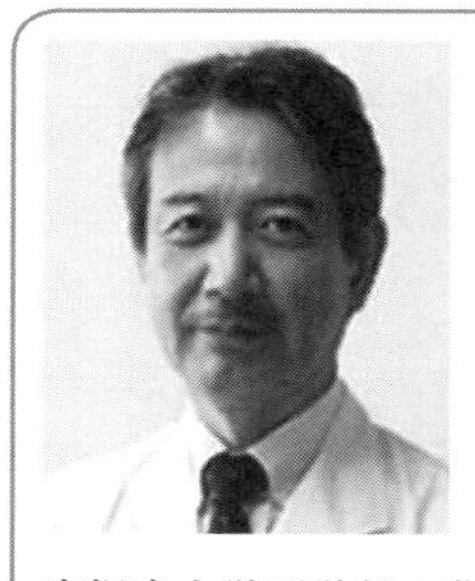

東京医科大学特任教授
東京医科大学病院元副病院長

小田原雅人(おだわらまさと)先生

東京大学医学部卒業。東京大学附属病院助手、英国オックスフォード大学医学部Clinical Lecturer(講師)、東京医科大学内科学第３講座主任教授、東京薬科大学客員教授併任、東京医科大学病院副病院長を経て現職。東京大学医学部・神戸大学医学部・筑波大学臨床医学系・横浜市立大学医学部・鹿児島大学医学部の非常勤講師を併任。日本糖尿病学会評議員・専門医・指導医、日本内科学会評議員・認定医・指導医、日本糖尿病合併症学会評議員、日本内分泌学会代議員、日本成人病学会評議員、日本臨床分子医学会評議員、日本病態栄養学会評議員。

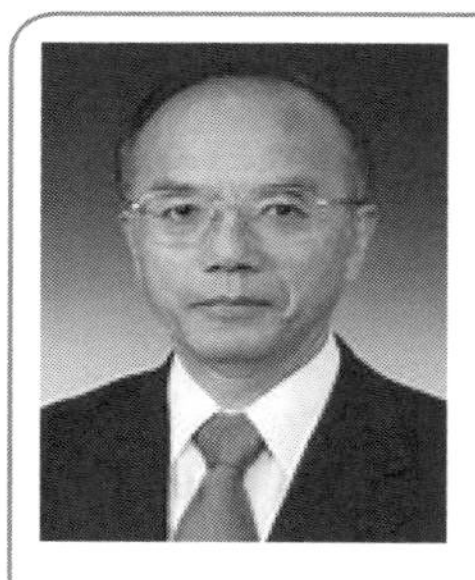

自治医科大学名誉教授
練馬光が丘病院名誉病院長

川上正舒(かわかみまさのぶ)先生

東京大学医学部卒業。コロムビア大学、ロックフェラー大学、東京大学医学部附属病院第三内科、国立病院医療センター臨床研究部研究室長、自治医科大学総合医学１助教授、大宮医療センター動脈硬化代謝科科長、自治医科大学附属さいたま医療センター長、地域医療振興協会練馬光が丘病院院長を経て現職。日本糖尿病学会功労評議員・専門医・指導医、日本内科学会功労会員・認定医、日本糖尿病合併症学会幹事、日本内分泌学会功労評議員、日本動脈硬化学会評議員、日本肥満学会評議員、日本病態栄養学会評議員、日本肥満症治療学会理事。

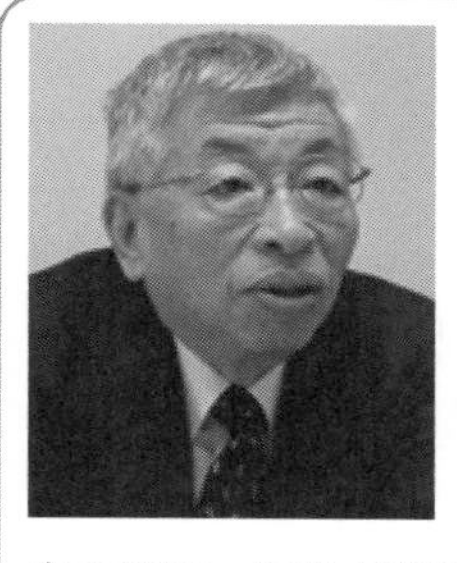

武田病院健診センター所長
武田病院グループ予防医学・ＥＢＭセンター長

桝田 出（ますだ いづる）先生

東京慈恵会医科大学医学部卒業。東京慈恵会医科大学第３内科助手、京都大学医学部第２内科医員、京都大学大学院医学研究科臨床病態医科学（第２内科）助手、ＪＴ京都専売病院内科部長、同病院副院長、東山武田病院副院長を経て現職。日本糖尿病学会学術評議員・専門医・指導医、日本内科学会認定内科医・近畿支部評議員、日本循環器学会専門医・近畿地方会評議員、日本老年病学会専門医・指導医、日本病態栄養学会評議員、日本肥満学会評議員、日本心臓血管内分泌代謝学会評議員。

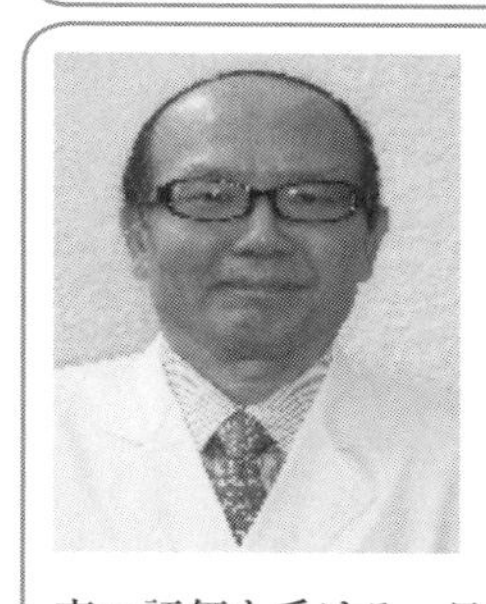

梶山内科クリニック院長
京都府立医科大学客員講師

梶山静夫（かじやましずお）先生

京都府立医科大学医学部卒業。京都府立医科大学助手、明治鍼灸大学内科学教室教授、京都市立病院糖尿病・代謝内科部長を経て梶山内科クリニックを開業し現在、梶山内科クリニック院長、京都府立医科大学客員講師。食べる順番による血糖値の変化に着目した研究から「食べる順番療法」を考案し、高い評価を受ける。日本糖尿病学会功労評議員・専門医・指導医、京都府糖尿病医会理事、京都府糖尿病協会顧問、日本病態栄養学会評議員、下京西部医師会理事、京都府医師連盟下西地区代表。

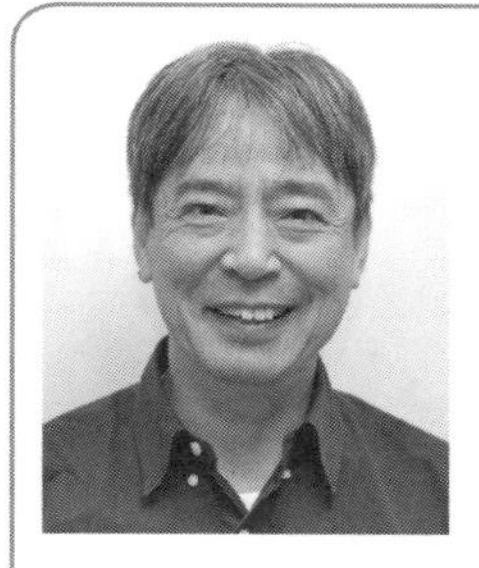

信州大学大学院医学系研究科
特任教授

能勢 博（のせ ひろし）先生

京都府立医科大学医学部医学科卒業。京都府立医科大学助手・第一生理学教室勤務、米国イエール大学医学部・JohnB.Pierce研究所へ博士研究員として留学、京都府立医科大学助教授、信州大学医学部附属加齢適応研究センター・スポーツ医学分野教授、信州大学大学院医学系研究科・疾患予防医科学系専攻スポーツ医科学講座教授などを経て現職。考案・提唱した「インターバル速歩」は従来のウォーキングの常識を変えたといわれ、糖尿病や脂質異常症の運動療法として実践している人が多い。

糖尿病

高血糖・ヘモグロビンA1c・合併症
糖尿病治療の名医が教える
最高の治し方大全

2020年8月12日　第1刷発行
2020年10月6日　第3刷発行

編 集 人　小俣孝一
シリーズ統括　石井弘行　飯塚晃敏
編　　集　わかさ出版
編集協力　菅井之夫
高森千織子
和田眞理
香川みゆき（フィジオ）
装　　丁　下村成子（ヴィンセント）
D T P　株式会社クリエイティブ・コンセプト
発 行 人　山本周嗣
発 行 所　株式会社文響社
〒105-0001　東京都港区虎ノ門2丁目2-5
共同通信会館9階
ホームページ　https://bunkyosha.com
お問い合わせ　info@bunkyosha.com
印刷・製本　中央精版印刷株式会社

ISBN978-4-86651-291-4

本書は専門家の監修のもと安全性に配慮して編集していますが、本書の内容を実践して万が一体調が悪化する場合は、すぐに中止して医師にご相談ください。また、疾患の状態には個人差があり、本書の内容がすべての人に当てはまるわけではないことをご承知おきのうえご覧ください。